现代医院管理与运营

XIANDAI YIYUAN GUANLI YU YUNYING

主编 郑晓静 周冬艳 王 凡 魏海建

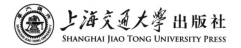

上海交通大学出版社

SHANGHAI JIAO TONG UNIVERSITY PRESS

内容提要

本书以实现医院精细化管理和运营为目标，遵循系统性、科学性、先进性和实用性的编写原则，将理论与实践相结合，系统地介绍了医院管理的方方面面。本书适用于医院管理者、医务人员、行政后勤人员在实际工作中参考使用。

图书在版编目（CIP）数据

现代医院管理与运营 / 郑晓静等主编. --上海 ：
上海交通大学出版社，2023.12
ISBN 978-7-313-28933-9

Ⅰ．①现… Ⅱ．①郑… Ⅲ．①医院—运营管理 Ⅳ.
①R197.32

中国国家版本馆CIP数据核字（2023）第115455号

现代医院管理与运营
XIANDAI YIYUAN GUANLI YU YUNYING

主　　编：郑晓静　周冬艳　王　凡　魏海建
出版发行：上海交通大学出版社　　　　　　地　　址：上海市番禺路951号
邮政编码：200030　　　　　　　　　　　　电　　话：021-64071208
印　　制：广东虎彩云印刷有限公司
开　　本：710mm×1000mm　1/16　　　　　经　　销：全国新华书店
字　　数：191千字　　　　　　　　　　　　印　　张：11
版　　次：2023年12月第1版　　　　　　　　插　　页：2
书　　号：ISBN 978-7-313-28933-9　　　　　印　　次：2023年12月第1次印刷
定　　价：198.00元

编委会

主 编

郑晓静　周冬艳　王　凡　魏海建

副主编

汤　婷　孙兴盛　官宝礼　徐建华

编　委（按姓氏笔画排序）

王　凡（潍坊医学院附属医院）

王秀梅（新疆医科大学附属肿瘤医院）

汤　婷（山东中医药大学附属医院）

孙兴盛（潍坊医学院附属医院）

周冬艳（济宁医学院附属金乡医院）

郑晓静（潍坊医学院附属医院）

官宝礼（潍坊医学院附属医院）

徐建华（潍坊医学院附属医院）

魏海建（潍坊医学院附属医院）

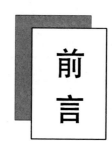

前言

　　医院管理是指在一定的环境或条件下,运用一定的管理手段,通过有效地分配组织资源,包括人、财、物、信息,对医院的运作过程进行指挥和控制,为达到医院所计划的目标所实施的过程。通过各种规章制度,在医院建立一种良好秩序,有效地协调医院内部的各种关系并实现医院运作效率的最大化,让医院始终处于一种良性循环之中,保证医院完整、顺利地运转。

　　随着社会经济的发展和人民群众对医疗服务需求和期望的提高,医院的功能与任务也随之发生了较大的变化,并由此引发了医院管理理论与方法的创新与变革。为了适应医院管理工作及运营改革的迫切需要,我们以现代管理科学理论和方法以及国外医院管理研究最新成果为基础,在密切结合我国医院改革与发展的实际情况的前提下,总结多年来医院管理经验,编写了《现代医院管理与运营》一书。

　　本书以实现医院精细化管理和运营为目标,遵循系统性、科学性、先进性和实用性的编写原则,将理论与实践相结合,主要系统地介绍了医院管理、门(急)诊管理、住院病案管理、人事档案管理等方面的管理内容。本书涉及医院管理的方方面面,理论新颖、条理清晰,具有很强的创新性和指导性。

　　进行精细化管理是医院未来发展的主要方向,也是决定医院兴衰的关键管理策略。虽然医疗服务与医疗质量是学科建设与发展的生命线,但医院管理是学科规范化建设与发展的根本。希望本书的出版能对医院管理者、医务人员、行政后勤人员有所启迪,对推动医院健康、规范和快速发展有所帮助。

本书在编写过程中参阅了大量的资料,但由于编写时间仓促,加之学识水平有限,错误、遗漏之处在所难免,敬请广大读者批评指正。

《现代医院管理与运营》编委会
2023 年 2 月

目录

第一章

医院管理

第一节 医院管理学概述

一、医院管理及医院管理学的概念

(一)医院管理的概念

医院管理是指根据医院的环境和特点,运用现代管理理论和方法,通过计划、组织、控制、激励和领导等活动,使医院的人力、物力、财力、信息、时间等资源得到有效配置,以期更好地实现医院整体目标的过程。医院管理活动的目的是要在有限的医疗卫生资源条件下,以充分实现医院的最佳社会效益和经济效益,发挥医院的整体效能并创造出最大的健康效益。医院管理的主要任务是认真贯彻执行国家的卫生方针政策,增进医院发展活力,充分调动医院及医务人员的积极性,不断提高医院服务质量和效率,更好地为人民健康服务,为构建社会主义和谐社会服务。

(二)医院管理学的概念

医院管理学是运用现代管理科学的理论和方法,研究并阐明医院管理活动的规律及其影响因素的应用学科。医院管理学是管理学的一个分支和理论性、实践性、综合性较强的学科,既与医学科学相联系,又与其他社会科学及自然科学紧密相连,是医学和社会科学的交叉学科。医院管理学与管理学、组织行为学、社会学、公共政策学、经济学、卫生事业管理学、卫生经济学、卫生法学、卫生统计学、流行病学等许多学科有着十分密切的关系。

二、医院管理研究的主要任务与医院管理学的研究对象

（一）医院管理研究的主要任务

医院管理研究的目的是发现医院管理活动的客观规律，完善和发展医院管理科学理论，指导医院管理活动实践。医院管理研究的主要任务是研究医院系统的管理现象和运行规律，医院系统在社会系统中的地位、功能和制约条件，医院管理体制，监督、补偿、治理和运行等机制，医院内部组织领导、经营管理、质量控制和资金、人力、物流、信息等要素的组织协调等。

医院管理研究是卫生政策与管理研究的重要领域，是研究医院管理现象及其发展规律的科学，综合运用政策学、经济学、管理学的原理和方法，研究影响医院发展的宏观管理体制、运行机制和提高医院内部管理水平、运营效率的理论和方法，其目的是要促进医院实现组织目标、提高医院工作效率和效果。

（二）医院管理学的研究对象

医院管理学的研究对象主要是医院涉及的要素、医院系统及各子系统的管理现象和规律，系统之间的关系、定位、作用和制约机制，医院运行的过程以及影响其运行的内外环境，同时也要研究医院系统在社会大系统中的地位、作用和制约条件。

三、医院管理学的研究内容和学科体系

（一）医院管理学的研究内容

医院管理学的研究内容主要包括医院管理的基本理论和方法，与医院管理紧密相关的卫生发展战略与卫生政策、卫生服务体系、卫生资源及筹资体系等卫生管理内容，医院人力资源管理、质量管理、信息管理、财务管理、经营管理、后勤保障管理、绩效管理等内部运行管理内容。

也有将医院管理研究分为理论研究、宏观政策研究、服务体系研究、微观运行管理研究等内容。理论研究包括医院管理思想、管理原则、医院管理研究方法论、研究对象、学科体系、医院管理职能等。宏观政策研究包括运用系统论思想，研究医院在卫生体系中的地位、作用及运行规律，管理体制、运行机制、监管机制，以探索医院整体发展思路和战略目标等宏观战略研究；法律法规、政策、税收、支付等政策环境，群众卫生服务需要、需求等社会环境，经济环境，竞争环境等环境研究。服务体系研究包括医疗服务体系、区域医疗规划及资源配置、城乡医疗服务网、医院分级管理等。微观运行管理研究主要包括运用管理学基本理

论研究医院管理的各个环节,领导,计划,决策,控制,效率(人员、设备的利用),医院业务流程管理等;组织人事管理,经营管理,质量管理,财务管理,信息管理,后勤管理等。

(二)医院管理学的学科体系

医院管理学的研究内容非常广泛,有必要对其学科体系进行划分,明确该学科的研究对象、研究范畴及其之间的有机联系,促进医院管理学的学科建设和发展。关于医院管理学的学科体系目前国内外还没有形成完全一致的看法,有以医院科室和部门设置为基础进行分类的,如医疗科室管理、医技科室管理、护理管理、病案管理等;也有划分为业务管理、行政管理、经济管理等。这些分类方法概念不够清晰,难以形成理论体系。为了突出医院管理的理论性、整体性、层次性、实践性及实用性等特点,多数医院管理研究者将其分为综合理论和应用管理两大部分。

1.综合理论部分

也称之为医院管理学总论,主要研究医院管理的基本原理与医院概论等基本理论问题,包括医院管理学的概念、研究对象、学科体系与发展,医院管理职能和方法、医院管理的政策等。

医院概论主要从社会角度来研究医院这个特定系统的一般规律,主要包括医院的发展历史、定义和类型、性质、地位、工作特点、任务和功能、医院管理的方针政策、医院发展趋势、医疗法规等。

此外,还要研究医院体系的管理,包括医院管理体制、治理机制、补偿机制、运行机制和监管机制,医院服务体系的布局与发展规划、医院资源的筹集与使用(如医疗保障制度、医院支付方式改革等)、城乡医疗服务网建设和医院之间协作等。

2.应用管理部分

也可以称为医院管理学各论,主要研究医院管理这个系统中既相互联系又有区别的各个要素及其之间的关系等。这些要素管理主要有组织及人力资源管理、质量管理(医疗管理、技术管理、质量改进、安全管理)、信息管理、财务与经营管理(即经济管理)、科教管理、后勤管理(包括物资设备、后勤保障)等。由这些要素形成各个专业的管理,有些专业管理又可以分为若干子系统。

(1)组织管理:为了实现医院目标,将医院的人员群体按照一定的功能分工划分成相应的组织机构并有机结合,使其按一定的方式与规则进行活动的集合体。医院组织机构设置是医院进行各项活动的基本条件,医院组织管理也是整个医院管理的基础。

(2)人力资源管理:人力资源是任何组织中的第一资源,在医院中则更为重要。医院人力资源管理包括人员的录用、培养、使用等相关的体制和激励约束机制、人员的编配、职权的划分、医德医风建设等。

(3)质量管理:对医院活动全过程进行组织、计划、协调和控制,从而提高技术水平、医疗质量和技术经济效果,包括医疗服务的及时性、有效性、安全性,患者的满意度,医疗工作效率,医疗技术经济效果等内容,可以具体划分为医疗管理、技术管理、质量改进和安全管理。

(4)信息管理:信息处理、信息系统的建立和情报资料的管理,例如:医院统计、病案管理、资料管理等。它作为一项专业管理,贯穿在各项专业及其相互联系中。

(5)财务管理:进行经济核算和成本核算,降低医疗成本,避免浪费。管好用好资金,合理地组织收入和支出,以较少的财力和物力发挥较大的医疗技术经济效果,保证医疗业务的开展以及发展业务的需要。

(6)经营管理:从医院经济实体性的角度,将医院经济活动与医疗服务活动相结合,社会效益与经济效益相统一基础上的经济管理过程。医院经营主业是医疗业务,同时有科研、教学、预防保健服务、医药器材物品生产与加工,以及其他生产经营活动。

(7)科教管理:将现代管理学原理、方法应用于医院的科技活动以及教学中,调动临床科技人员和医院有关部门的积极性,实现在科技活动中各要素的最佳组合并发挥最大效能。内容包括医院科研规划及实施管理、科研制度管理、科研人才管理、科研经费管理、临床医学教育管理、住院医师规范化培训、继续医学教育管理等。

(8)后勤管理:围绕医院的中心任务,对医院的能源供给、环境卫生、保养维修、车辆调度、生活服务、药品器材、医疗设备等进行计划、组织、协调和控制,以保障医院工作的顺利进行,可以划分为总务保障管理、物资管理和设备管理。

医院管理系统各部分可以有各自的目标,但医院作为一个整体系统则有一个总的目标,医院各个子系统的运行和各项专业的管理都必须围绕医院总体目标的实现而进行。医院各项专业管理各有特点,但又密切联系,在实际管理工作中相互交叉、难以分割。不同历史时期,医院管理学研究的内容也各有侧重。在新的形势下,"以人为本"的服务观与"以患者为中心"的医疗观已成为医院管理研究的主旋律。如何完善医疗服务体系,改革医院管理体制和治理、运行、补偿和监管机制,转变医院发展模式,加强医院内部管理,减轻患者负担等已经成为当前医院管理研究的重要内容。而关于医院质量管理、医院经营管理、医学科技与教育、职业道德建设、医院管理理论等的研究,则是医院管理学研究的长久课题。

四、医院管理学的研究方法

目前我国医院管理正处于从经验管理向科学管理的转变之中,医院管理实践中产生许多新的问题,迫切需要从医院管理学学科发展的角度进一步研究,这就必然需要了解医院管理学的一般研究方法,属于方法论中一般科学方法论和具体科学方法论的范畴。医院管理学是一门交叉学科,其研究方法多借鉴管理学、社会学、经济学和医学等学科的理论和方法,结合医院管理的特点和规律,研究解决医院管理中的问题。主要方法可以分为定性研究和定量研究。

(一)定性研究方法

定性研究方法是社会学常用的一种探索性研究方法,多运用在关于事物性质的研究。通常是根据研究者的认识和经验确定研究对象是否具有某种性质或某一现象变化的过程及原因。定性研究方法主要是通过特定的技术或方式获得人们的一些主观性信息,对特定问题的研究具有相当深度,通常是定量研究的先前步骤。常用的定性研究方法有以下几种。

1.观察法

观察法是社会学研究的最基本方法之一,它不同于日常生活中的一般观察,而是一种有意识的系统行为。定性观察法是指在自然状态下对研究对象的行为和谈话进行系统、详细的观察,并记录其一言一行。

2.访谈法

访谈法是指研究者在一定的规则下,按照事先确定的目的和内容,面对面地询问被访者并通过与其交谈获取有关信息的方法。可以分为非结构式访谈、半结构式访谈和结构式访谈,通常与观察法结合使用。

3.专题小组讨论法

也称焦点小组讨论法,是由一个经过训练的主持人以一种无结构的自然形式召集一小组同类人员(通常不超过 12 人),对某一研究专题在主持人协调下展开讨论,从而获得对讨论问题的深入了解的一种定性研究方法。该方法常用于收集目标人群中较深层次的信息,定性了解人们对某问题的看法和建议等。经常作为定量调查的补充。

4.选题小组讨论法

选题小组讨论法是一种程序化的小组讨论过程,召集 6~10 人来讨论某个特定问题的有关方面及原因,并对其进行收集判断,以确定优先方案,该方法既提供了表达个性和权威的机会,也照顾到了大多数人的意见,常用于社会需求评估。

5.文献分析方法

文献分析方法是通过查阅有关文献资料或记录,在较短时间内尽快了解某个研究问题相关情况的一种方法,是开展各种研究通常必不可少的一种重要方法。

6.德尔菲法

德尔菲法是一种预测和决策的方法,通过匿名方式,让专家独立地针对一个问题进行思考,并采用信函方式与研究者建立信息联系。研究者对信函信息汇总整理并将主要结果反馈给各位专家,供专家再次分析判断,反复多次后,专家意见趋于一致。该方法通常用于预测领域,也可广泛应用于各种评价指标体系的建立和具体指标的确定过程。

7.新发展的研究方法

主要有头脑风暴法、SWOT 分析法、利益相关者分析法、情景分析法等。

(二)定量研究方法

定量研究方法是指运用概率论及统计学原理对社会现象的数量特征、数量关系及变化等方面的关系进行研究,并能用定量数据表示结论的一种研究方法。该方法使人们对社会现象的认识趋向精确化,与定性研究相结合以进一步准确把握事物发展的内在规律。

常用方法有系统分析法、预测分析法、投入产出分析法、统计分析法和层次分析法等。

第二节 医院管理学的方法论与基本原则

一、医院管理学的方法论

方法论是指认识世界和改造世界的一般方法,在不同层次上有哲学方法论、一般科学方法论、具体科学方法论之分。关于认识世界、改造世界、探索实现主观世界与客观世界相一致的最一般的方法理论是哲学方法论;研究各门学科,带有一定普遍意义,适用于许多有关领域的方法理论是一般科学方法论;研究某一具体学科,涉及某一具体领域的方法理论是具体科学方法论。三者是互相依存、互相影响、互相补充的对立统一关系。哲学方法论在一定意义上带有决定性作用,它是各门科学方法论的概括和总结,是最为普遍的方法论,对一般科学方法论和具体科学方法论有着指导意义。

每一门学科都有其方法论,也就是总的指导思想和原则。研究我国医院管理,其方法论应该包括,必须从我国的国情和医院发展的实际出发,掌握有关社会科学、现代管理科学和医学科学等知识,并以此为基础,运用一般科学研究的基本方法,如定性调查的方法、统计和实验等定量的方法、综合分析的方法等。同时要研究现代管理科学在医院管理中的应用,紧密结合国情和实际,借鉴国外一切先进的科学管理理论和经验。重视我国医院管理的实践经验,全面理解医院作为社会事业重要组成部分的性质,坚持社会效益第一的原则和促进人民健康的根本宗旨,合理运用医院管理的相关理论和方法。

二、医院管理学的基本原则

医院管理学作为一门科学,其发展既要遵循哲学层面的普遍客观规律,也要遵循管理科学的一般规律,还要紧密结合本学科领域的特点。医院管理学的发展应坚持以下原则。

(一)遵循医院管理客观规律

马克思主义认为,规律是事物、现象或过程之间的必然关系。规律具有本质性的内部联系,也是现象间的必然关系,是现象中的普遍东西。管理作为一门科学,存在不以人们意志为转移的客观规律。医院管理者的责任就是要正确认识并把握医院管理的客观规律,运用科学管理方法,使医院良好运行并实现其发展目标。切忌脱离客观实际、主观随意。

(二)坚持发展的观点

一切客观事物都处在不断运动、发展、变化之中,因此医院管理必须与不断发展变化着的客观实际相适应。医院管理的对象是发展、运动着的,新情况、新问题不断出现,发展观点强调管理上的动态性、灵活性和创造性。要始终坚持发展的观点,改革创新,切不可满足现状、墨守成规、停滞不前、思想僵化。

（三）坚持系统的观点

所谓系统，一般是指由相互作用和相互依赖的若干组成部分相结合而成为具有特定功能的有机整体，任何系统都不是孤立的，它总是处在各个层次的系统之中，它在内部和外部都要进行物质、能量、信息的交换。所谓系统的观点，就是把所研究的事物看作是一个系统。医院正是这样一个系统，因此研究医院管理必须坚持将医院作为一个整体系统加以研究。医院作为一个系统，由人员、设备、物资、经费、信息等要素组成，并按功能划分为若干子系统或更小的子系统，形成层次结构。

（四）坚持"以人为本"的理念

人是一个系统中最主要、最活跃的要素，也是一切活动的最重要资源。重视人的因素，调动人的积极性，已成为现代管理的一条重要观点。传统管理以管理事务为主体，现代管理则发展到以人为主体的管理，即只有充分调动人的积极性、主动性、创造性，才能实现管理的目标。在医院系统中，服务提供者是医院员工，服务对象是患者，这就要求在医院管理中既要充分调动医院员工的积极性、主动性和创造性，又要切实尊重患者，服务患者，真正做到"以人为本"。

（五）遵循医疗行业特点

医疗行业作为一个服务行业，有其显著特点。医院是一个劳动、知识和资金密集型兼有的组织，对生产诸要素中劳动力素质的依赖更为明显；医疗服务具有明确的区域性、连续性、协调性和可记性等特点，且调节供需矛盾的方法少、效果差、难度大和周期长；医疗服务的产出直接依赖消费者的协作，医疗服务消费者严重依赖提供者；由于医疗服务的需求弹性较小，医疗服务的价格和服务的效用、意愿之间的关系并不紧密。医院提供的服务是直接面对消费者的即时性供给，具有明显的不确定性、专业性、垄断性和不可替代性，同时责任重大、客观上要求无误和完整，还有部分福利性的特点。医疗服务的需求者具有明确的目的性，即以较少的花费治愈疾病；但其寻求服务的过程则是盲目的、被动的和不确定的；同时医疗服务要求公益性和公平性，往往表现为第三方付费。

医疗服务具有其他服务性行业难以比拟的复杂性，医院管理者要认真研究。

（六）坚持一切从实际出发

医院管理研究在我国还是一门新兴学科，其理论体系、研究方法还很不完善，大多是直接学习和借鉴其他一些学科的理论和方法，尚未形成独立的学科体系。在这样一个阶段，我们必须加强医院管理理论的研究，同时又要认真总结我国医院改革发展的经验和教训，紧密结合医药卫生体制改革的实际，坚持理论研究与医院实践相结合。在研究方法上，要坚持定性与定量研究相结合，针对研究问题，采取适宜研究方法。在推进医院改革发展中，要坚持借鉴国际经验与开拓创新相结合，既要从中国国情出发、坚持走中国特色的创新之路，又要学习借鉴国际的先进经验，同时避免其已走过的弯路。

第三节　医院管理的职能

所谓职能是指人、机构或事物应有的作用。管理职能是管理系统功能的体现，是管理系统运行过程的表现形式。管理者的管理行为主要表现为管理职能，每个管理者工作时都在执行这些职能中的一个或几个。医院管理的职能主要是管理职能在医院工作实践中的运用，通常包括计划职能、组织职能、控制与协调职能、激励职能、领导职能等。现结合医院管理的具体内容，逐一做出说明。

一、计划职能

计划是管理的首要职能。计划是对未来方案的一种说明，包括目标、实现目标的方法与途径、实现目标的时间、由谁完成目标等内容，是管理工作中必不可少的重要内容。计划贯穿于整个管理工作中，具有如下特点：目的性，即计划工作为目标服务；第一性，管理过程中的其他职能都只有在计划工作确定了目标后才能进行；普遍性，计划工作在各级管理人员的工作中是普遍存在的；效率性，计划要讲究经济效益；重要性，计划是管理者指挥的依据，进行控制的基础。

计划工作也是医院管理的首要职能，主要包括确定医院目标、实现目标的途径和方法等，而目标又可分为医院的整体目标和部门的分目标。按照计划所涉及的时间分类，可以分为长期计划、中期计划和短期计划。长期计划是战略性计划，它规定医院在较长时期的目标，是对医院发展具有长期指导意义的计划；短期计划通常是指年度计划，它是根据中长期计划规定的目标和当前的实际情况，对计划年度的各项活动所做出的总体安排。中期计划介于长期计划和短期计划之间，是指今后一段时间内，医院的发展步调、重点任务等。

按照计划内容来分，可分为整体计划和部门计划。整体计划是对整个医院都具有指导意义的计划，如医院总体发展规划。部门计划是医院科室和部门的工作计划,如医疗计划、药品计划、财务计划、人员调配计划、物资供应计划、设备购置计划、基建维修计划等。

计划工作是一种特定的管理行为,是医院各级管理者所要完成的一项劳动,是一种预测未来、设计目标、决定政策、选择方案的连续程序。所以在制订计划和目标时,要进行调查研究和预测,并在此分析比较的基础上,做出最优的选择。

二、组织职能

组织是为达到某些特定目标,经由分工和合作及不同层次的权利和责任制度而构成的人的集合。实现计划目标,要建立有效的、连续性的工作系统。这个系统包括体制、机构的建立和设置,工作人员的选择和配备,规定职务、权限和责任,建立工作制度和规范,同时建立有效的指挥系统,使单位的工作有机地组织起来,协调地发展。组织有以下基本含义:目标是组织存在的前提,组织是实现目标的工具,分工合作是组织运转并发挥效率的基本手段,组织必须具有不同层次的权利和责任制度,组织这一工作系统必须是协调的。

医院组织是指为了实现医院目标,以一定的机构形式,将编制的人员群体进行有机地组合,并按一定的方式与规则进行活动的集合体。医院组织是组成医院的基本机构,是医院进行各项活动的基本条件,也是整个医院管理的基础。医院组织设置的原则主要考虑以下几点:管理宽度原则,一个领导者有效指挥下属的人数是有限的;统一指挥原则,一个人只能接受一个上级的命令和指挥;责权一致原则,赋予责任的同时,必须赋予相应的权力;分工协作的原则,按照不同专业和性质进行合理分工,各部门也要协调和配合;机构精简原则,保证机构正常运转情况下配置少而精的管理人员。

医院组织机构的设置,要从医院的工作性质和任务规模出发,适应自身的职能需要。组织工作就是为了实现医院的共同目标,需要建立有效的、连续性的工作系统,而建立这个系统所采取的行动过程。医院组织工作的一般程序为确定医院目标、设置组织结构、合理配置资源、授予相应权责利、协调沟通各方关系等。

三、控制与协调职能

控制是指组织在动态变化过程中,为确保实现既定的目标,而进行的检查、监督、纠偏等管理活动。控制就是检查工作是否按既定的计划、标准和方法进行,若有偏差要分析原因,发出指示,并做出改进,以确保组织目标的实现。它既是一次管理循环过程的重点,又是新一轮管理循环活动的起点。按照控制活动的性质分,可分为预防性控制、更正性控制;按照控制点的位置分,可以分为预先控制、过程控制、事后控制;按照信息的性质分,可以分为反馈控制、前馈控制;按照采用的手段分,可以分为直接控制、间接控制。

医院不论是惯性运作还是各项工作计划的执行,都必须在有控制的条件下进行。医院内的控制通常可以分为 3 种:一是事前控制,又称前馈控制,是指通过情况观察、规律掌握、信息收集整理、趋势预测等活动,正确预计未来可能出现的问题,在其发生之前采取措施进行防范,将可能发生的偏差消除在萌芽状态,如制订实施各种规章制度,开展医疗安全、药品安全、预防医院感染等活动。二是过程控制,又称事中控制,是指在某项经济活动或者工作过程中,管理者在现场对正在进行的活动或者行为给予指导、监督,以保证活动和行为按照规定的程序和要求进行,如诊疗过程、护理过程等。三是事后控制,又称后馈控制,是指将实行计划的结果与预定计划目标相比较,找出偏差,并分析产生偏差的原因,采取纠正措施,以保证下一周期管理活动的良性循环,如医疗事故处理等。

医院进行控制的方式主要有利用医院信息系统,进行各类绩效考核等。控制是一种有目的的主动行为。医院的各级管理人员都有控制的职责,不仅对自己的工作负责,而且必须对医院整体计划和目标的实现负责。控制工作离不了信息的反馈,在现代化医院中建立医院信息系统将会成为管理者进行控制工作,保证管理工作沿着医院的目标前进的一种重要手段。

协调就是使组织的一切工作都能和谐地配合,并有利于组织取得成功。协调就是正确处理组织内外各种关系,为组织正常运转创造良好的条件和环境,促进组织目标的实现。协调包括组织内部的协调、组织与外部环境的协调、对冲突的协调等。协调也可以说是实现控制的一种重要手段,与控制相比有更好的管理弹性。

四、激励职能

激励是指人类活动的一种内心状态,它具有加强和激发的作用,推动并引导行为使之朝向预定目标。激励有助于激发和调动职工的积极性,这种状态可以促使职工的智力和体力能量充分地释放出来,产生一系列积极的行为;有助于将职工的个人目标与组织目标统一起来,使职工把个人目标统一于组织的整体目标,激发职工为完成工作任务作出贡献,从而促使个人目标与组织目标的共同实现;有助于增强组织的凝聚力,促进内部各组成部分的协调统一。

医院管理者要对职工进行培训和教育,充分激励职工的积极性、创造性,不断提高业务水平,更好地实现目标。正确的激励应遵循以下原则:目标结合的原则,将医院组织目标与个人目标较好地结合在一起,使个人目标的实现离不开组织目标的实现;物质激励与精神激励相结合的原则,既要做好工资、奖金等基本物质保障的外在激励,也要做好满足职工自尊心和自我实现的内在发展激励;正负激励相结合的原则,即运用好奖励和惩罚两种手段进行激励约束。

目前医院激励职工的手段与方法包括:①物质激励。在物质激励中,突出的是职工的工资和奖金,通过金钱的激励作用满足职工的最基本需要。②职工参与管理。参与管理是指在不同程度上让职工和下级参与组织决策和各级管理工作的研究和讨论,能使职工体验到自己的利益同组织利益密切相关而产生责任感。职工代表大会是目前医院职工参与管理的主要形式之一。③工作成就感。使工作具有挑战性和富有意义,满足职工成就感的内在需求,也是激励的一种有效方法。④医院文化建设。通过建设富有特色的医院文化,增强职工的凝聚力和归属感,从精神上激励职工产生自尊和责任感。

五、领导职能

领导是在一定的社会组织或群体内,为实现组织预定目标,领导者运用法定权力和自身影响力影响被领导者的行为,并将其导向组织目标的过程。领导的基本职责,是为一定的社会组织或团体确立目标、制订战略、进行决策、编制规划和组织实施等。

领导职能是领导者依据客观需要开展一切必要的领导活动的职责和功能,医院领导的基本职能包括规划、决策、组织、协调和控制等。有效的领导工作对于确保医院高效运行并实现其目标至关重要。在医院经营管理活动的各个方面都贯穿着一系列的领导和决策活动。例如:办院方针、工作规划、质量控制、人事安排、干部培训、财务预算、设备更新等都要做出合理的决定。从我国医院管理现状来看,领导者在现代医院管理中的作用越来越大,地位也越来越重要。领导的本质是妥善处理好各种人际关系,其目的是形成以主要领导者为核心、团结一致为实现医院发展目标而共同奋斗的一股合力。

我国医院的领导体制也在不断变化之中。自 1991 年以来,我国公立医院的领导体制多实行院长负责制,也有少部分为党委领导下的院长负责制;而在一些股份制医院、民营医院、合资医院则有不少实行的是董事会领导下的院长负责制。院长负责制是目前我国医院领导体制的主体形式,在该体制下医院院长对医院行政、业务工作全权负责,党委行使保证监督的职能,职工通过职工代表大会参与医院的民主管理与民主监督。公立医院院长受政府或其下属机构委托全权管理医院,对行政、业务工作全面负责,统一领导。当前,新一轮的医药卫生体制改革正在全面深化的过程中,我国医院的领导和管理体制也必将会随之发生相应的改变。

第四节　医院管理者

一、医院管理者的角色

管理学大师亨利·明茨伯格在巨著《管理工作的性质》中,对管理者的角色和作用进行了多方面的研究和论述。他通过大量的、长期的观察和研究,得出结论:一个管理者同时起着不同的作用。这些作用和工作可归纳为 3 个方面:人际关系方面的角色、信息情报方面的角色和决策方面的角色。

(一)人际关系方面的角色

着重于人际关系的建立与维系,具体包括下列 3 种角色。

1.代表人

管理者是组织机构的象征,作为组织机构的代表人有责任和义务从事各种活动,如会见宾客、代表签约、剪彩、赴宴、致辞等。以上活动全都涉及人际关系,没有一项涉及信息处理或决策。医院管理者是其所管理的医院或部门的名誉领袖,在我国目前绝大多数的公立医院中,院长是医院的行政首长和法定代表人,有权履行相应的责任和义务。

2.领导者

负责对下属激励、任用、培训和沟通。管理者通过领导角色将各种分散的因素整合为一个合作的整体。医院员工多为具有一定专业知识和技能的知识分子,作为医院管理人员,要具备很强的影响力,要根据医务人员个体的需求和群体的亚文化特点采取适宜的激励手段,讲究领导艺术,培育团队精神,构建相应的医院组织文化,提升医疗服务水平,履行医院社会功能。

3.联络人

负责同他所领导的组织内外无数个个人和团体维持关系,建立和发展一种特别的联系网络,将组织与环境联结起来。医院的服务对象是人,需要与各行各业打交道,医院的运营与社会环境关系密切。医院是由多部门、多专业、多岗位构成的较为复杂的组织机构,医院工作协作性强,这就需要医院管理者具有较强的协调能力。

(二)信息情报方面的角色

管理者在其组织内部的信息传递中处于中心地位,事实上是组织的"中枢神经",其既是获取外部信息的焦点,也是传递信息的来源。信息角色包括下列3项。

1.收集者

作为收集者,其角色是寻求信息,使其能够了解组织内外环境的变化,找出问题和机会。医院的运营需要分析和掌握大量的信息,这些信息包括政策信息、市场信息、科技信息、医院内部运营信息、员工思想动态、部门和员工绩效等。医院管理者要善于通过各种有效途径收集和分析处理信息,善于进行科学的调查研究,善于通过信息的处理寻找存在的问题和发展机遇,制订发展战略,采取相应的管理措施,保证医院各项工作正常进行,促进医院健康发展。

2.传播者

将收集到的信息传播给组织的成员。医院管理者涉及的信息有的是关于事实的客观信息,有的是关于价值的主观信息。管理者通过信息的传播——有效沟通,以激励和约束下属,指导下属正确决策,指挥下属有效执行。

3.发言人

医院是面向社会的开放式组织,是人群密集的公共场所,医院的运营状况与民众生活、社会稳定密切相关,医院的服务能力和医疗水平备受社会关注。医院管理者应该承担发言人的角色,代表医院或相应部门对外发布信息,以期争取社会公众、利害关系人的理解与支持,维护医院的社会形象。

(三)决策方面的角色

管理工作中最重要的部分也许就是担任决策角色。医院管理者对其管理的医院的战略决策或部门机构的工作运转系统负有全面的责任,医院管理者的决策职能十分重要。包括以下4个主要角色。

1.战略决策者

医院管理者,特别是院长作为医院战略决策者,是医院发展战略和改革创新的设计者和发起者,需要按照医院所有者及其代表的意志,控制战略目标实现和改革创新的活动进程,发现并利用各种机会,促进医院组织的变革。

2.资源分配者

资源分配是组织战略制订的核心,战略是由重要的组织资源的选择决定的。进行资源分配是医院管理者必须承担的角色。这里所说的资源包括人力、资金、物质材料、时间以及信息。

3.协商谈判者

医院在其运营过程中,不可避免地与外界发生各种关系,代表医院与相关组织和人士进行协商和谈判,进行资源的交易是医院管理者必须承担的角色。

4.危机管理者

医院工作具有较高的风险性,医疗事故、医患纠纷以及无法预料的事件均有可能发生,医院管理者应该是出色的危机管理者,善于进行危机或组织冲突的处理和解决。

二、医院管理者的能力

我们已经进入了科技创新和信息时代,知识经济也初见端倪。21世纪的管理者应以怎样的管理理念、方法、手段、技能,迎接挑战?毋庸置疑,时代的发展对管理者的技能提出了更高的要求。国外对人才的培养,除了获得学历资格外,非常重视技能资格的培训和考核,颁发技能资格证书以示获得过技能方面资格培训。管理者除具有专业知识、管理理论、心理学知识外,更要注重能力的培养。

(一)表达力

演讲与口才对医院管理者来说,其重要性不言而喻。过去那种"皇帝的女儿不愁嫁"的观念已经被彻底淘汰了,实事求是地宣传医院和个人,有利于提升医院和个人在公众中的知名度,也是管理者良好感召力的体现。在构建医院内部和谐的环境中,最佳的表达力和沟通技巧,是管理者与职工交心换心的最好时机,也能起到激励员工和协调工作的作用。表达力又可分为语言表达能力和文字表达能力。

语言表达能力就是通过说话表达主题思想的能力。在实际工作中,有的不会说话或说了半天对方不知表达什么问题,特别是向上级有关单位反映诉求时,不能突出主题,逻辑混乱,既浪费了有限的时间,又引起对方的不满。影响语言表达能力的方面包括信息不准或问题把握不清,有畏惧心理;思路不清晰,目的不清楚,主题不明确,反复废话太多;在与人谈话时,口齿不清楚,语言不简洁,观点不明确,条理不清楚;没有针对不同谈话对象,采取不同的表达方式。

文字表达能力包括专业论文书写、公文写作、发言稿件写作等。特别是公文写作,我们的上级机关是政府有关部门和官员,政府行政办公有它的一套程序,不掌握公文写作的特点和要求,会因公文写作要点不清,文笔不畅,格式不对影响办公效率,失去宝贵的时间和机会。

(二)分析力

分析力是医院管理者所要具备的素质之一。首先,要熟悉党和国家的方针政策。知晓国家法律规章和管理办法,有一定的理论修养,从讲政治的高度,洞察形势的发展变化,在错综复杂,风云突变的情况下不迷失方向,客观地、全面地分析形势和自身的优势与不足,做出正确的判断分析,选择正确的方向。其次,信息是提高分析力的重要保障,是医院管理者进行分析和科学决策的基础和依据。现代管理的重心在经营,经营的中心在决策,决策的前提在预测,预测的基础是信息。要善于搜集信息、积累信息、分析信息和使用信息,只有先获取真实的信息,再通过分析和判断,才能发挥信息的作用。最后,要善于思考问题,思考应把握全局的原则,防止片面性、盲目性,要通过问题的现象看到问题的本质,把前因后果联系起来,从政策的出台背景,所采取的措施,应达到的目的进行综合分析,找出事物的发展规律,不断提高分析问题和解决问题的能力。

(三)领导力

领导力是引领与影响个人和组织,在一定条件下实现某种目标行动过程的能力。领导是一个行为过程,而致力于实现这个过程的人就是领导者。一个有能力的领导会给医院和职工带来成功的希望,使人们对他产生一种敬佩感。敬佩感是一种心理磁石,它会吸引人们自觉地去接受影响。在当今高度信息化和严峻的市场竞争形势下,领导者应具备9种新能力。

1.核心竞争能力

核心竞争能力是在一组织内部经过整合了的知识和技能,尤其是关于怎样协调多种生产技能和整合不同技术的知识和技能。它首先应该体现为一种文化力。医院管理理论发展到现在,医院文化在医院管理中的作用越来越受到重视,医院文化是医院特有的,是医院在长期发展过程中逐步积累、提炼出来的,是其他医院无法模仿的。其次,是学习能力,面对形势的变化,能否作出快速的反应,能否及时调整自己适应新形势,都要靠学习。不会学习就不会工作,也就无从创新和发展,培养学习型医院是当今医院管理者最关心的一个问题。再次,是创新能力,创新是医院发展的动力,医院只有创新才会发展,才会有突破。最后,是实践能力,凡成功的医院都是重视实践,光说不练是不行的,任何优秀的思想和计划都要靠行动来变为现实。

2.战略主导能力

置身于日益复杂的生存环境,面对日益激烈的生存竞争,医院要保持可持续发展,应该由销售主导型经营方式向战略主导型经营方式转变。转变经营方式是一项长期复杂的任务,先要在思想观念上更新。当环境发生变化以后,原来的新观念则成了旧观念,原来是发展的动力,现在则是发展的阻力。管理者应站在全局的高度,以战略的眼光分析目前和未来的发展趋势,不要被眼前利益所驱动。

3.互动影响能力

在现代医院管理中,医院管理者担当着不同角色,如外交家、宣传家、教育家、观察家、调解人,等等。这些角色无不需要领导者与其他群体成员产生互动,而互动的结果并非取决于职权等级关系,领导者的影响力才是其中的关键。

领导者的影响力,就是领导在领导活动中,有效地影响和改变被领导者的心理与行为使之纳入群体活动目标轨道的能力。也就是领导的状况和行为在被领导者身上产生的心理效应。在领导与被领导者的关系中,领导起主导作用,领导如果不能影响或改变被领导者的心理和行为,就很难实现领导功能,群体目标也很难达到。

4.自我调控能力

这表现在日常工作中对事态的发展、对人的控制上,更表现在关键时刻的胆略和才智对局势的控制上。冷静处事是为人的素质体现,也是情感的睿智反应。生活是有太多的逆境,它是生活中的偶然。但是在理智面前,偶然总会转化为令人快慰的必然。

以冷静面对社会,有利于顺境与逆境中的反思,可既利社会又利自己;以冷静面对生活,有利于苦乐中的洗练,可尽享人生中的惬意;以冷静面对他人,有利于善恶中的辨识,可亲君子而远小人;以冷静面对名利,有利于道德上的筛选,可提高人品和素质;以冷静面对坎坷,有利于安危中的权衡,可除恶果保康宁。冷静,使我们大度、理智、无私和聪颖。冷静是知识、智慧的独到涵养,更是理性、大度的深刻感悟。

5.动态决断能力

超脱是领导工作的一个重要原则,但在一些特殊情况下,领导者又不能不介入下级的工作,否则就可能造成失误,甚至犯失职性错误。那么,在什么情况下需要介入下级的工作呢?

（1）特殊性事件：有些事件发生突然，影响面大，力度强，又很敏感，处理不好会造成很坏后果。在这种情况下，领导者视情况直接过问，甚至越级指挥都是必须的。

（2）复杂又难以预测的重大工作：有些工作事关重大，或受各种客观条件的限制，无法弄清工作的环境和背景；或工作本身过于复杂，又没有足够手段证实其科学性。

（3）特殊时期：历史或工作进程处在发生重大变化的阶段，领导者面临许多关系全局的重大问题，只要有一件或一个环节处理不当，就可能造成巨大损失或失败。

（4）关键性大事：事务本身关键，或事务处在某个关键点上，处在一触即发状态，因为关系重大，领导者必须介入。

（5）某个局部出现严重问题，其自身已无力解决，这时主管领导必须亲自前往处理，或向上级请求派工作组全权解决。

6.创新思维能力

一个民族要对人类作出贡献，列于世界先进民族的行列，这个民族必须具有强烈的创新意识、全面的创新精神和能力。其中，创新意识、创新能力的养成是关键的，是核心的方面。

在知识经济条件下，医院的竞争力大小，取决于其创新力的强弱，医院的创新力包括以下几个方面。

（1）品牌创新：一方面要求根据时代的发展和竞争的变化对品牌的设计和使用加以更新，另一方面要根据医院的发展，扩大品牌的知名度，争创全国品牌和国际名牌。

（2）服务创新：服务是有形技术的延伸，能够给患者和公众带来更大的利益和更好的满足，因而越来越成为医疗的一个重要组成部分。服务创新就是强调不断改进和提高服务水平和服务质量，不断推出新的服务项目和服务措施，力图让患者达到最大的满足或满意。

（3）战略创新：即技术陈旧战略，是医院根据市场需求变化规律有意识地淘汰旧观念、落后的管理手段和技术，推出新技术和手段的战略，通过医院自己对技术和手段加以否定而不断注入"新鲜血液"，使得医院发展曲线呈平稳上升态势。

（4）知识化创新：是知识经济发展的产物，是知识经济相适应的一种新观念。它高度重视知识、信息和智力。凭知识和智力而不是凭经验在日益激烈的市场竞争中取胜。

（5）发展趋势创新：要顺应国内、国际大趋势，朝着多样化、多能化、简便化、舒适化、环保化方向发展，并注重实施医院整体概念的发展战略。

7.现代流通能力

随着经济结构的调整和多样化、个性化消费需求的出现，使经济社会对物流的需求发生了质的变化，实行科学的物流管理已成为降低成本、提高效益的最重要途径之一。要改变过去重采购、轻流通；重现金流、轻物流的传统观念，应充分利用第三方物流的作用，减少药品、耗材、被服等物品在采购、仓储等环节所造成的损失。

8.多元思考能力

思维即是财富，这是林语堂先生说过的一句话。古人曰："行成于思"。没有思维上的变动就不会产生行为上的变化，也可以说，人类历史上的所有新东西都是从思维创新开始的。市场竞争，实际上是人才的竞争和思维能力的竞争，只有充分发挥人的聪明才智和创新能力，在医疗质量、患者安全、外部环境、内部和谐、建立评价评估体系、再造服务流程、引进和开展新的技术和手段等方面进行多元化思考，才能使医院保持领先的地位，永远立于不败之地。

9.人力资源管理能力

人力资源管理的含义：一个组织对人力资源的获取、维护、激励、运用与发展的全部管理过程与活动。现代人力资源管理的本质就是了解人性、尊重人性、以人为本。对于一个医院来讲，把劳动人事管理上升到现代人力资源管理，建立起能够吸纳人才和激发员工积极性与创新性的管理机制，有利于医院把人力资源作为一种财富来开发挖掘和积累升值，有利于医院的全面发展和持续发展。

三、医院管理者的管理风格

医院的可持续发展和保持旺盛的生命力，与医院管理者的风格有密切的联系，在激烈的竞争中要管理好一所医院，与管理者风格、管理水平、管理技能是分不开的。

一是要具备专业知识、管理知识和其他辅助知识，懂政策、懂技术、懂管理。及时了解和掌握党和国家现阶段对卫生工作的有关方针、政策及有关规定，掌握现代化的管理理论、方法、手段，把社会科学知识与自然科学知识结合起来，把系统论、运筹学、经济学、信息论、行为科学、控制论等逐步运用于管理之中，真正做到按管理科学规律办事,努力使自己成为医院管理的行家、熟读政策的高手、驾驭工作的能手。

二是坚持以人为本的管理理念,推行人性化管理,形成良好的团队精神和医院文化,营造一个和谐、团结、协作、健康、向上的工作氛围。放弃本位主义,作职工的朋友,理解职工、尊重职工、宽容职工,与职工平等相待,虚心请教,听取批评和建议,充分调动职工的主动性、积极性,使职工具有主人公的责任感,从工作中获得物质和精神利益的享受。

三是不谋私利,秉公办事。管理者要有正确的权力观和政绩观,权力只能为全体职工的根本利益服务,定政策、办事情都要以医院发展和全体职工的根本利益为出发点和落脚点。成绩是全体职工共同努力而得到的,不能为了政绩,盲目发展以损害医院和职工的切身利益换取自己的荣誉。更不能争名夺利,在职工中失去威信,只有淡泊名利,一心为公,才能赢得广大职工的支持和拥护。

四是处事果断,敢于承担责任。管理者在大是大非面前,应旗帜鲜明、态度明确、拥护党和国家、医院和职工的利益。在工作中勇于承担责任,鼓励职工在技术上大胆探索和实践,要善于团结和带领领导班子成员一起工作,要虚怀若谷、宽宏大量,不斤斤计较权力之争。特别是团结那些提出反对意见或意见提错了的同志一起共事。在日常管理中不居高临下,不伤害职工的自尊心,批评时要掌握方式、方法,正面引导,以理服人。

四、医院管理者的人格

良好的人格形象可使他人钦佩、敬仰而产生模仿意识。外在表现是语言、行为符合职业道德的要求,内在表现是靠心理作用有意识地控制自己的表情、动作,调整情绪,以适应管理者不同角色的转换。首先,医院管理者要表现出强烈的事业心和责任感,树立"以患者为中心"的服务理念,处处起模范带头作用,以热情、诚恳、宽容、积极的态度对待每一位职工,使职工感到亲切、信任、愿意和你沟通、共事,同吃苦、共命运,让职工由"要我去做"变成"我要去做"。其次,应该具有很强的情绪控制能力。一个医院管理者情绪的好坏,可直接影响整个医院的工作氛围和工作效率。管理者的情绪不单是个人的事情,将会影响下属和职能部门的工作人员。管理者的情绪变化无常、大起大落,让职工感到无所适从,造成不必要的误解,所以要学会控制情绪,遇事不乱,大智若愚。再次,应宽以待人、严于律己。人往往能够对别人的缺点看得一清二楚,在批评他人的时候,容易忽视自身的缺点。批评一旦超出所能忍受的范围,反而引起厌恶和反感,丧失说服力。对自己要严，对他人要宽，时时刻刻严格要求自己，身正不怕影子斜，别人会信服你，而诚心实意帮助职工，从关心、爱护的角度说服教育，以理服人，以德服人，职工就会感激你，尊重你的人格。最后，要诚实守信，言必行，行必果。信誉就是生命，诚实可信，言行一致，不说大话，严守信誉是与职工建立长期稳定工作关系的基础。职工最怕领导说了不算、承诺的事不兑现，时间一长逐渐失去了对领导的信任。管理者应该说话算数，说真话，说实话，承诺的事情一定要认真落实。即使是说了，但条件不成熟一时办不了的事情，也要向职工讲清原因，求得理解。只有在职工中树立讲信誉、守承诺、敢决策、重效果的人格魅力，才能在管理中达到政令通畅，人心所向，职工拥护，领导满意的权威效果。

第二章

门（急）诊管理

第一节　门（急）诊管理系统概述

医院的门（急）诊工作，是医院业务的重要组成部分，是一个医院的主要服务窗口，多数患者是通过门（急）诊的服务去感受医院，评价医院。它也是医院业务收入的重要来源，门（急）诊工作的好坏直接关系到医院的声誉和发展。综合性医院和专科医院均按照自身的学科设置开设相应的专科门诊，门（急）诊工作是医院树立良好形象、参与医疗市场竞争的窗口和阵地。

一、门（急）诊业务的特点

（1）接诊患者多，就诊时间短，患者高峰期集中。我国大型综合性医院的日门诊量一般均在数千人到超万人次，其服务量远远超过住院患者。而且就诊高峰期集中在上午，并受季节、天气、社会因素的影响，难以预测患者数量。在门诊高峰期，每位患者的平均就诊时间 10 分钟，要求系统能高效地完成患者的诊治和信息录入工作。

（2）门诊就诊环节多，并且要求在短时间内完成。门诊有挂号、候诊、分诊、诊病（检查及处置）、缴费、取药、检查及检验、结果查询、治疗及注射等环节，这就要求系统流程以患者为中心，各环节的手续要简便、直观和实用。

（3）门（急）诊服务要求全天候 7 天×24 小时不间断提供。目前由于医疗市场竞争激烈，许多医院推出特需门诊、假日门诊、夜间门诊等服务方式的创新，因此对系统安全性的要求非常高。

（4）门诊患者流动性大、医师变换频繁，要求系统能提供多种挂号及预约方式，方便医师调阅患者既往病情和诊治过程，同时也要求系统操作简便，有利于进行大规模的用户培训。

二、门（急）诊模式的发展趋势

近年来门（急）诊服务模式也在不断地改进，有以下发展趋势。

（一）收费窗口集中型向分散型改进

为了提供更方便的服务，避免集中挂号、收费所带来的拥挤、等待及秩序混乱，不少医院采取了分散挂号、分散收费的方式，具体做法是将挂号和收费窗口，均匀分散到门诊不同的楼层或区域，有些医院挂号和收费窗口合二为一，减少患者的流动。

（二）患者服务向"一站式服务"转变

将门诊各类审批、咨询、便民服务等集中在一处，由相关人员各施其责向患者提供服务，为患者提供方便、简单、快捷的服务。

（三）服务流程向自助式发展

为了减少患者就医各环节的排队等候时间，一些新建的门诊大楼，设立了各种自助式挂号、自助式交费、自助式项目查询、自助式报告打印等服务，提高了医院的工作效率和满意度。

（四）院内服务向院外拓展

卫生部曾出台了关于在公立医院施行预约诊疗服务工作的意见规定，要求公立三级医院开展预约挂号服务。预约方式有现场预约、电话预约、短信预约、网上预约等，也有第三方中介机构与当地各大多医院合作集中预约挂号。医院网站和手机短信是院内服务向院外拓展的平台。

（五）信息发布与医院信息系统集成

不少新建的门诊大楼都考虑了门诊信息显示屏与医院信息系统的接口，门诊专家出诊、导诊、分诊、发药使用了集成的显示屏和多媒体语音技术，代替传统的人工叫号或单一排队系统。

（六）建立患者的唯一识别码

患者使用磁卡、条形码等减少就诊流程中的信息输入时间和误操作的概率，也有城市在进行患者一卡通、社保卡与健康卡一卡通的试点。

三、门（急）诊管理系统的演变

门（急）诊管理系统的演变经历了由单机到网络、由局部业务到整体业务、由以收费信息为核心到以患者信息为核心的发展变化。门（急）诊管理系统在国内起步于 20 世纪 80 年代末,其由单机定价、收费逐步被网络取代,医院信息系统的众多子系统中,门诊子系统是最早使用网络平台的子系统之一。第一代门诊系统进入应用阶段,称之为"门诊挂号、收费、取药一条龙",此阶段的门诊系统设计目标为管理财务信息,不涉及医师诊间工作站,与其他子系统的联系很少,开发平台较低,对安全性的考虑较少。然而随着技术的发展和应用水平的提高,实现门诊各环节全面联网的需求凸现,尤其是在医院新的业务楼宇投入运营时,决策者往往按照先进、超前的现代化理念设计业务流程,于是便产生了更全面、更完善的新型门诊系统。

目前较先进的门诊系统对门诊业务中发卡管理、挂号分诊、收费发药、输液治疗、绩效核算等多个环节进行全程管理,突破了传统门诊系统的局限。实现了诊疗卡应用、电子申请单及电子处方、电子病历,并且与住院系统、检验系统、影像存储传输系统进行接口设计,使门诊系统真正成为医院信息系统的一部分,极大地提升了门诊系统的功能和作用。

第二节　门(急)诊管理系统的业务流程

虽然各医院的管理模式有所区别,但各医院门诊的业务流程却极为类似。

患者在就诊的第一步即进行身份登记,为更好地管理门诊患者的资料,系统可以采用发放诊疗卡的方法,把卡内号码作为患者在医院的唯一标识。身份登记后进行挂号、分诊、医师为患者诊病、开具门诊医嘱等环节,患者根据医嘱交费,完成需要的检查、检验、治疗和手术等诊疗过程。门诊业务流程见图 2-1。

一、发放诊疗卡

患者就诊时需持有诊疗卡就诊,每一个患者将拥有一个唯一的患者码。患者来医院后到发卡处填写"诊疗卡信息表",交发卡处工作人员进行诊疗卡信息的录入并发卡。系统设计时应只对从未领卡的患者发卡,已领卡的患者可补发或取消,有的医院已采用二代身份证阅读器自助发卡(图 2-2)。

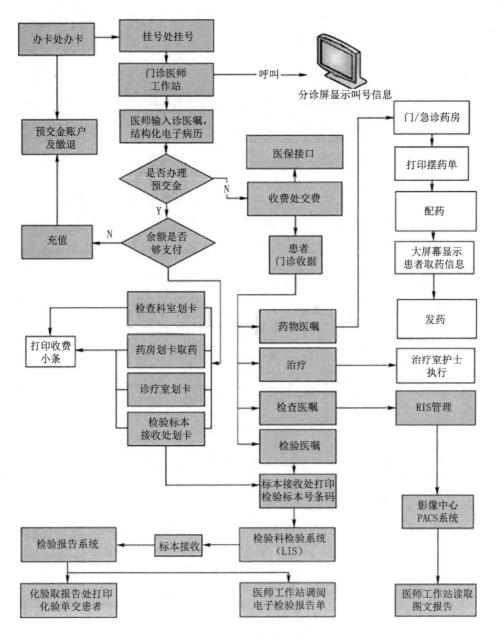

图 2-1 门诊业务流程

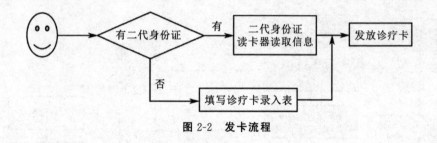

图 2-2　发卡流程

二、门诊挂号分诊

如果患者已领有诊疗卡,则可通过刷卡选择患者类型(医保、公费、自费等)、就诊医师即可完成挂号。预约挂号的患者在预约时间持卡取预约号,但系统也须支持无卡患者的挂号,提供输入条件能够快速而准确获取患者信息发放临时卡(图 2-3)。

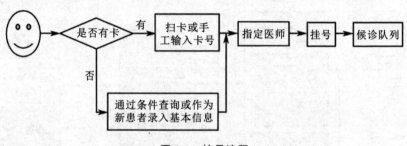

图 2-3　挂号流程

挂号后系统根据医院的规则自动进行分诊,患者到挂号科室候诊(图 2-4)。

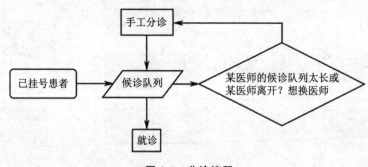

图 2-4　分诊流程

三、门诊医师工作站

(一)叫号

医师在患者候诊队列中,按序叫号,以语音和屏幕显示的方式提醒患者应进入医师诊室就诊。医师在诊室多次呼叫患者未到,则将此患者设为过号患者,并在分诊大屏上显示出,该患者会自动排在等候队列的后面,等待医师下次呼叫(图 2-5)。

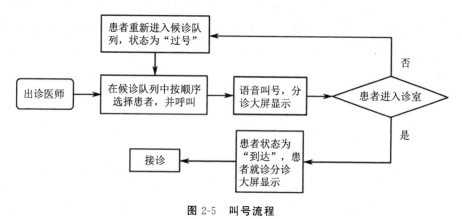

图 2-5 叫号流程

(二)接诊

患者进入诊室后,即开始就诊过程。医师诊病后输入处方、检验、检查、治疗等各种申请单,书写病历。如果是复诊患者,可在系统中查阅已完成的检查检验结果或影像照片,根据各种医学证据做出诊断(图 2-6)。

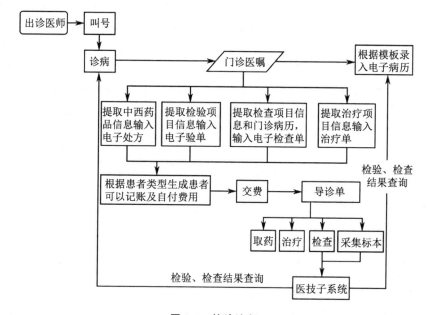

图 2-6 接诊流程

四、门诊收费

患者就诊后前往收费通过划卡(同时支持手工输入)调出患者的电子处方(同时支持手工录入处方),依据患者类型进行费用结算,收取部分或全部自费费用金额,打印收据及患者费用清单。已收费的处方或申请单传送到医师站、门诊药房、检查、检验等相应科室。系统不仅支持建卡、挂号、划价、收费一体化,还支持患者退费的要求(图 2-7)。

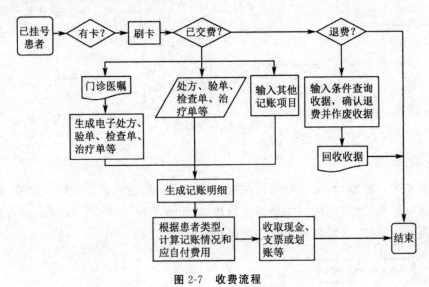

图 2-7　收费流程

门诊预交金交款方式支持现金、支票、汇票、各类金融卡,建立预交金账户。当患者交有预交金时,可在门诊医师工作站、药房、检查、检验科室划卡划价并扣减预交金实现收费。在患者本次就诊结束时回到结算中心,结算此次就诊的所有费用,如预交金有剩余退还预交金,打印收据、费用明细清单。患者在划卡时预交金不足时,需到结算中心补交预交金。门诊医师工作站、药房、医技科室收费窗口仅可以支持划卡有预交金患者的交款,不可以收取现金,现金只可以发生在结算中心。

五、药房发药

患者缴费后,药房即可自动(也可手动选择)打印电子处方单(或称配药单),药剂人员配完药后通过屏幕显示的方式提醒患者前来窗口取药。药房人员核对患者诊疗卡和配好的药品无误后确认发药,已经发出的药品在收费系统禁止退费(图 2-8)。

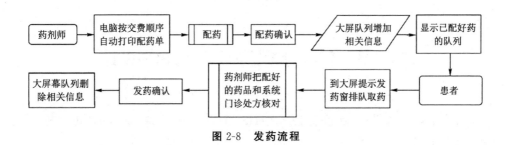

图 2-8 发药流程

六、标本采集

如果患者需要进行检验,则在交费后持卡到抽血处采集血液等标本,系统应支持条码试管和打印条码标签,系统读卡和条码后,将该患者检验项目与试管匹配。在系统和试管上急诊患者的检验申请应有标记和普通患者的检验申请区分开来(图 2-9)。

七、门诊输液中心

患者持卡到输液室,护士刷卡确认审核信息,患者除本次使用外的其他药品存入药柜,在系统中录入药柜号,打印输液卡、瓶签和回执单,患者到注射输液室候诊(图 2-9)。

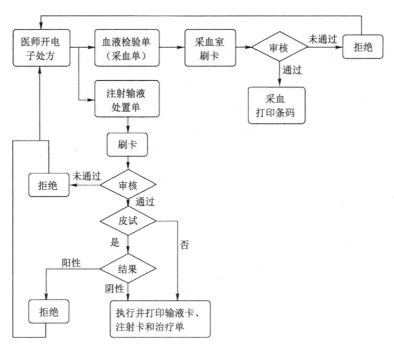

图 2-9 标本采集输液流程

第三节 门(急)诊管理系统的功能设计

门诊子系统作为医院信息系统(HIS)的一个子系统,属于联机事务处理(OLTP)的范畴。门诊急诊工作的特点要求系统达到以下目标:①操作简便、快捷、准确、可行,避免和减少操作员的人为差错;②方便患者就诊,有效解决门诊"三长一短"(挂号时间长、缴费时间长、取药时间长和就诊时间短)的问题;③能进行患者的唯一身份管理,建立患者的健康档案;④在医师工作站录入信息,以患者信息为中心;⑤门诊的各环节实现信息化管理;⑥与住院、检验、医技等子系统进行集成,提升门诊系统的功能。

门诊子系统要覆盖患者在门诊就诊期间的各个环节,包括挂号、分诊、诊治、交费、取药、标本采集、检验、检查和复诊等,实现电子处方、电子验单、电子检查单及门诊电子病历的线上显示。如果功能不能一步到位,也必须为将来的开发保留程序接口,留有拓展的余地。

门诊系统的功能设计要满足以下业务特点:直接面对大量的患者,并且患者种类繁多,要求系统能够迅速、准确地处理门诊业务,能够处理各种公费患者。对于特约、医疗保险、托管等各种类型能够根据相关政策进行处理。

以下是门诊系统的性能要求:①易用性,系统要体现出易于理解掌握、操作简便、提示清晰、逻辑性强,直观简洁、帮助信息丰富,要保证操作人员以最快速度和最少的击键次数完成工作。②高效性,一线工作站高峰期操作时无感觉等待,查询操作进行预处理以加快查询速度。额定用户同时运行时不能出现堵塞现象。③可靠性,系统应提供 7 天×24 小时的连续运行,保证所处理事务、数据的完整性。在系统设计时必须考虑系统和数据实时热备份的方式,以避免系统的意外,发生意外时具有较强的灾难恢复能力。④可扩展性,采用开放式的系统软件平台、模块化的应用软件结构,确保系统可灵活地扩充其业务功能,并可与其他业务系统进行无缝互联。⑤可维护性,系统应具有良好的可裁减性、可扩充性和可移植性;系统的安装卸载简单方便,可管理性、可维护性强;系统需求及流程变化,操作方式变化、机构人员变化、空间地点变化(移动用户、分布式)、操作系统环境变化无影响。⑥安全性,提供多种安全机制保证系统的稳定性,包括数据安全、访问安全和通信安全等。须具有严格的权限分级制度,并有严谨的操作日志和管理日志登记。

一、就诊卡简介

诊疗卡是患者在医院就诊过程中，系统根据病患编码分配机制，为患者分配唯一标识患者编码的载体，常见的载体有磁卡、条码、IC 卡等。

以上 3 种载体的对比如表 2-1。

表 2-1　3 种载体的对比

对比项目	条码	磁卡	IC 卡（非接触式）
发放方法	建卡处登记信息后，生成患者 ID 并打印该条码粘贴到病历本或空白卡片上	建卡处登记信息时，将磁卡号码保存在 HIS 建卡处中作为患者就诊 ID	建卡处登记信息时，将 IC 卡号保存在 HIS 中作为患者就诊 ID
配套硬件	配置码扫描枪	配置磁卡读卡器	配置 IC 卡读卡器
存储信息	仅就诊 ID	仅就诊 ID	就诊 ID 和其他数据信息
与医保卡（IC 卡）的结合度	可将条码直接粘贴在医保卡上	需要两卡同时存在	需要两卡同时存在
与医保卡（条码卡）的结合度	可将条码直接粘贴在医保卡上	系统中做两个卡的卡号绑定	系统中做两个卡的卡号绑定
保存容易度	易磨损，不易保存	较易保存	较易保存
补卡难易度	容易，可在工作站直接打印	需要将就诊 ID 写入新卡	需要将就诊 ID 写入新卡
美观度	较差	较好	较好
成本	低	低	高

目前国内不同医院之间信息系统或医院内部的子系统，是由不同的厂商提供的产品，一个患者可能有不同医院发放的多张诊疗卡，一个患者在同一医院子系统内可能生成不同的 PID，因此，个人身份识别是区域医疗卫生系统信息共享和医院内部的系统集成所要解决的基本问题。

MPI 是医院信息系统中患者基本信息的主索引，是唯一完整的患者标识，通常它只能由一个应用系统输入，并对其他应用系统进行分发，以保证整个系统中患者基本信息的一致性。MPI 往往通过 EMPI 实现，有不少国外和国内大型 HIS 厂商提供 EMPI 产品，为保持在多域或跨域中患者实例的唯一性。

PIX 是 IHE 中有关患者标识交叉引用的集成规范，也是实现 MPI 的一种方法，使用 HL7 标准实现。它允许每个应用系统建立内部的患者标识，通过 PIX

对各个应用系统中的患者标识进行登记和管理,支持其他应用的查询或主动通知信息变更,而在每个应用系统中不需改变其标识符的定义和格式,保证了不同应用系统之间患者标识的同步。

二、发放诊疗卡

患者就诊时需持有医院发行的诊疗卡就诊,每一个患者将拥有一个唯一的患者码,一个部门录入的信息,相关部门可共享使用有关信息。使患者在整个门诊就医过程中各个子系统不间断流畅地运行起来,减少操作人员重复录入,缩短患者的等候时间,避免各子系统孤立运行。同时通过发卡获取患者基本信息,建立患者基本信息档案。

发卡系统还具有录入患者基本信息、建立患者档案、建立唯一的患者码功能、发卡功能,丢失卡的挂失功能,补发卡功能,查询发卡患者信息,并处理各种与卡有关的问题。支持发卡系统单独运行;发卡与挂号系统合二为一;支持发卡与录入患者基本信息前后台分步操作。

另外,由于发卡机构的多样性,带来了就诊卡的多样性,因各自医院发行的就诊卡不能通用,导致了"一卡通"的出现,如医疗机构或第三方与银行联合发行的储值卡在集团医院或部分医院通用;更有医保卡、社保卡或以交通 IC 卡为主线的市民卡在区域内使用。

诊疗卡还可以作为电子钱包用于门(急)诊医疗费用的支付,支持充值、扣款、退费、密码维护以及财务核算等功能,在发放诊疗卡时,支持收取手续费,并做相应的统计。医保部分费用从个人医保账户中支付,而自费部分将自动从"并联"的银行卡账户中扣除。

三、门诊挂号分诊

挂号是门诊系统的起点,是诊疗过程中的第一步。系统将记录患者挂号的类型、科室、医师等信息,提供给门诊的其他部分。对患者挂的每一个号系统自动产生一流水号,以管理患者该次挂号的所有信息。

(一)挂号

系统应支持有卡和无卡的患者的挂号,同时可根据不同类型的患者分别进行不同的挂号操作:①如果患者有就诊卡,则应通过刷卡或输入卡号取得患者基本信息,进行挂号。②如果患者无诊疗卡而且是第一次来医院就诊,则应输入患者基本信息,进行挂号。③如果患者无就诊卡而且是再次来医院就诊,则通过查询患者的基本信息的方法,进行挂号。

如果选择的医师号源已满，则不允许挂号。号源可在预先进行设置，也可在挂号时由护士或在接诊时由医师进行临时设置。

挂号应包括预约挂号和预约登记功能，在条件许可的情况下，可以实现自助挂号等方便患者的方式。挂号时同时应打印挂号凭证和挂号收据。

(二)预约

预约挂号包括现场预约、诊间预约、电话预约和网上预约等。系统应支持医院自行设定预约给号原则，患者在预约时间持卡取预约号。

(三)分诊

分诊是将通过挂号系统提供的患者信息，分配患者到各个就诊点的候诊队列，队列产生条件是首诊患者根据挂号时产生的序号，按从小到大排序；复诊患者按报到序号与首诊患者间隔排序；优先患者排在队列最前面。

分诊过程分为自动执行和手动执行两种，也可根据需要临时调整分诊次序。

(1)自动分诊，当患者挂号没有指定医师时，系统自动把患者自动分诊给同一科室和同一挂号类别中候诊患者最少的医师，指定医师时该患者直接进入指定医师的候诊队列。

(2)手动分诊包括根据人为需要将患者设置到相应的医师队列中去，并可实现同队列患者次序调整、不同队列之间的调整。

(四)退号、换号

对医师未接诊的患者可进行退号、换号处理。退号、换号处理后，系统自动删除该患者等候队列。对于医师已接诊的患者，则不允许退号、换号处理。

(五)挂号设置

系统首先要初始化诊别、时间、科室名称及代号、号别、号类字典、专家名单、合同单位和医疗保障机构等名称，并按照当天医师排班计划表，根据患者选择医师和科室的不同，生成不同的挂号费和诊金。对于临时性的安排(如某医师不出诊、增加某医师)均可通过该功能进行修改。

(六)查询及报表

根据登记号、姓名等信息查询患者基本信息；根据挂号员和时间查询挂号工作量；能提供门诊量、收费项目、会计科目、科室的核算报表。

四、医师诊室

门诊医师工作站系统给医师提供一个集成化的工作平台，是门诊子系统中的一项重要功能，其体现了门诊子系统的先进性，方便医师工作，提高了工作效率，加强质控环节，提高了工作质量。门诊医师工作站包括电子病历的实现，医师通过医师工作站系统对患者进行诊断、录入医嘱、检查/检验申请单等操作。支持自动获取患者信息，自动审核医嘱的完整性和合理性，并提供痕迹跟踪功能，支持合理用药实时监控系统，支持授权医师可以查询患者的历次相关信息，支持自动核算费用，并支持当地医保结算政策。

（一）呼叫患者

门诊医师登录后界面会显示当天挂号（所属科室）的患者，医师通过医师站在医师本人的患者候诊队列中，按序叫号。当叫到患者后，该患者从排队列表中删除，未叫到的号可当时多次重复叫号，也可以在下一轮再叫，也可根据患者报到情况叫号。对于状态为等候的患者在呼叫患者不到后，医师可以选择给该患者过号，该患者会自动排在所有等候队列的后面，等待医师下次呼叫。对于没有使用医师站软件的诊区，支持叫号器方式供医师叫号。

（二）接诊

当医师确认患者到达诊室后，经问病情和体查，根据患者情况做出诊断，诊断界面包括科室常用诊断和诊断记录以及一些非常用诊断。如果医师做出的诊断在科室常用诊断中，医师可以选择相应诊断，此诊断会添加到诊断记录中。若属于非科室常用诊断则在界面中录入。

（三）医嘱录入

当医师录入诊断后，就可以进行医嘱录入，医嘱录入包括输入西药、中成药、中草药、检验单、检查单、治疗单等，应达到如下要求：①支持多种输入方法，如编码、拼音码、助记码、中英文模糊查询、分类检索等，方便操作。②支持模板和历史记录的复制，记忆使用频率。③允许插入、修改或删除。④根据公费管理规定自动计算费用。录入时门诊医师可以根据已经维护好的模板选择相应的医嘱，也可以直接录入医嘱项每个汉字的首字母选择对应的项目。录入医嘱后要对医嘱进行审核，医嘱就被保存起来。一旦保存后就不允许修改，只能停止医嘱并新开。

1.药品输入

支持商品名、通用名，也支持化学名，不同类别药名之间应能提供互相转换，在打印电子处方上统一用一种药品名称；支持药品剂量自动换算，大单位、小单位包装的换算；可以开成组医嘱，支持药品用量管理，可以控制指定药品的用量。中草药医嘱要求提供常用方剂、协定方剂等方便的输入方式，输入各种中草药的用量和特殊处理办法。

2.申请单输入

为规范管理，方便操作，应根据临床需要和检验检查科室自身特点，把各项目进行组合，并对组合根据多种分类方法进行分类，在开检验、检查申请单时从组合中进行挑选。按照规则，对医师开出的项目组合进行归类，生成申请单。如把相同检验科室、相同标本、相同容器的检验项目组合合并为同一张申请单，用一支试管抽血，以减少抽血量。

3.医疗质量控制

重复医嘱判断、药品库存量判断；限制某类医嘱的条数、限制处方的条数，毒麻药品、贵重药品提示、医疗保险患者用药提示，药品咨询软件的药品适应证和配伍禁忌提示等；根据医师权限对毒麻药品和抗生素类处方分级管理；根据诊断控制药品的用药疗程；依据用法、用量、疗程自动计算整包装、成组医嘱的自动匹配等。

4.退药、退费

退药是药房已经发药，在医师工作站进行退药申请，然后到药房退药，最后到收费处退费。退费指药房未发药，在医师工作站进行退费申请，然后到收费处进行退费。

(四)门诊电子病历

医师可以调阅患者的医疗记录，了解患者历史就诊情况。在问诊时，医师在电脑上记录问诊结果形成门诊电子病历，包括主诉、现病史、体格检查、辅助检查、诊断、处理意见等。为便于并规范门诊医师的病历录入工作，系统应支持临床医师建立相关个人或科室的病历模板。

(五)查询及报表汇总

查询患者基本信息、医保信息、既往就诊记录及医嘱、药品、诊疗项目查询（价格、库存数量以及相关的包装规格等）、检验结果、检查报告、图像结果等。

医师工作量报表，统计全院医师在规定时间内的挂号人次、接诊人次、金额等。

(六)维护

维护主要包括科室常用诊断、常用医嘱模板、个人医嘱套、医保特病限制诊疗项目及药品处方类型等。

五、门诊收费

通过划卡(同时支持手工输入)调出患者的电子处方(同时支持手工录入医嘱)划价收费,依据患者身份(医保、自费、公疗等)进行费用结算,收取部分或全部自费费用金额,打印收据及患者费用清单。已收费的处方或申请单传送到医师站、门诊药房、检查、检验等相应科室。支持门(急)诊合同单位管理,可以按照合同单位或具体病患分别设定信誉额度。支持门(急)诊预交金管理。

(一)收费

结算时根据患者的身份对全额费用进行处理,如医保患者根据医保政策对费用进行分解,与医保中心联网实时结算,自动收取自费部分的费用,自费患者全额收费。支持语音提示,窗口金额显示屏。具备与门诊药房消息互动功能(发票上打印到指定药房窗口取药的附加信息),收据应该具有自费公费项目自动分开打印的功能,同时收费清单应该反应药品、检查项目的全名,需要有医保标志提示功能。支持现金、支票、银行卡或自助付款的方式。

医保实时结算要求医院有专线连接到医保中心,通过医保服务机器上传下载相关文件,定期或根据需要对照医保三大目录(药品、诊疗和材料)。在收费工作站上需要安装医保系统开发商提供的医院端组件,收费时通过调用组件完成医保费用的分解过程,即可获得所需数据显示到界面由收费员与参保人核对,完成医保实时结算和个人账户支付,同时将结算信息写入到医保相关表中。

(二)退费

退费应有严格的退费手续,需要有专人管理。支持部分退费和全部退费,保留操作全过程的记录。

(三)发票管理

发票管理具有票据领入、领出、回收、报废、票据审核、查对、各种报表等功能;票据自动核销汇总功能,精确到每张发票使用情况;发票在系统中应具有流水号,并必须要与发票印刷号对应;支持发票重打、补打功能,对重新打印的发票应有记录或标示,说明此发票是否是重打印的发票及前次打印发票作废标示,保证发票的可靠性。

收据的起始终结号可以是整个门诊收费处一个序列,各窗口分段使用,也可以各个窗口有各自的起始终结号。如果使用预交金方式，预交金收据号同样实行统一管理功能，预交金收据号既可全院统一排序收据号，也可以各自窗口自行排序收据号。

（四）查询及报表

可查询患者费用、药品价格、诊疗项目、收款员发票、作废发票、结账情况等信息。

统计报表应有按收费贷方科目汇总和合计的日汇总表，以便收费员结账；按收费借方和贷方科目的日收费明细表，以便会计进行日记账。按科室统计科室日核算表，全院月收入汇总表，全院科室月核算表，合同医疗单位月费用统计汇总表，全院门诊月、季、年收费核算分析报表等。报表可自定义修改。报表可根据管理科室工作需要任意设定条件统计所需报表，有导出功能，财务能直接生成记账凭单。

六、药房发药

系统应能根据医院的需要增加药房数量。支持每一个药房出库、入库、借药、库存盘点等各项药房管理。药房具有可用库存数量管理，以便医师开单或处方输入后减少可用库存，保证发药时库存充分（发药后减少实际库存）。

合理解决患者在多个药房混合取药的问题。支持患者自由选择药房或指定药房两种模式。依照药品分类（类别为西药、成药和草药；剂型为口服、外用、针剂、毒麻、输液等）设定不同药房窗口发药。

（一）登录或打开窗口

患者在收费处交费后，门诊药房系统应能够显示已交费患者的处方信息。药房人员登录系统，选择好配药窗口确认后，系统会进入到配药界面（显示所要配备的药品）提前配药。

（二）配药

在配药窗口能够接收收费处已交费患者的处方信息，并按交费先后顺序进行排列自动打印出电子处方。配药人员根据处方进行配药，配药完毕，在配药确认界面扫描处方号或者发票号，同时扫描工号确认配药。配药完毕经确认后，在发药大屏幕上显示相关信息，提示患者前来拿药。

（三）发药

当患者在发药屏幕上看到拿药提示来到窗口，发药人员扫描患者的就诊卡后,发药界面会显示此患者已配好的药品,发药人员点击发药后完成发药操作,同时清除大屏幕上的相关信息。

(四)退药

首先由药房检查药品是否可退,再由医师在系统中开退药申请,根据患者ID或收据号,查询其处方信息,药房人员按照相关规定对该患者进行整体或部分退药。在药房退药确认后,方可到收费处做退费处理。

(五)查询及报表

1.发药查询

根据起始日期、截止日期或者根据卡号、登记号、姓名、收据号、配药人、发药人、发药窗口查询相应的发药信息。

2.退药查询

根据起始日期、截止日期来查询某段时间内的药房退药信息。

3.处方统计

根据起始日期、截止日期或者库存分类、药理分类、药品种数查询处方统计信息。

4.工作量统计

根据起始日期、截止日期、药理分类、发药人、药品名称、库存分类或者科室等任何一个条件来查询和生成药房的日消耗表。

七、应急系统

应急系统包括服务器应急系统、网络应急系统和应用软件应急系统。应急方案是指在门(急)诊系统故障的情况下,故障处理的指导原则和应对故障的处理办法。

(一)服务器应急系统

在门诊区域建立镜像服务器,当中心机房服务器故障、门诊区域同主机房网络发生故障时,门诊业务可以由这台服务器承担,之后在把数据恢复到主数据库中。另外,除配制镜像服务器本身功能以外,还需编写一个操作系统脚本,自动在每天中午和晚上拷贝镜像服务器数据库到同机的备份数据库里面,以提供人为误删除情况下面,启动该备份数据库,以避免数据突然丢失。

(二)网络应急系统

可单独建立应急独立网络,一旦发生故障,门诊单独网络系统和门诊应急服务器系统一同启动,保证门诊系统在最短时间内恢复正常运行。

(三)应用软件应急系统

在每台收费客户机上安装单机版应用程序,在系统正常时,自动同步主库上的字典数据。一旦系统出现瘫痪,可以启动单机版应急程序,此时可以收费,打印发票。药房可以凭借盖章的收据发药。系统恢复后,可以把单机版中的数据再导回到主库中,再行发药等动作即可满足数据一致的要求。

第三章

住院病案管理

第一节　住院病案的登记与管理

一、住院病案登记的概念及意义

住院病案登记是将有关病案的资料根据不同的目的和需要收集到一起,进行有选择的或提纲式的简记,使其成为系统的资料,便于应用和管理,它是住院病案信息管理中的一个必要的组成部分,是住院病案信息的二次开发,是住院病案信息管理的基础。做好住院病案登记工作有以下意义。

(1)住院患者登记是住院患者的明细表,便于了解每个病案号对应患者的情况,等于住院病案编号的总目录,掌握住院病案发展的动态。

(2)可明确患者是否已在医院建立有住院病案,避免住院病案号码的重复发放或将相同的号码发给不同的患者。保证住院病案信息管理系统的完整性,是进行系统编号管理的关键。

(3)住院患者的各种登记是统计的原始数据,完成住院患者有关的医疗统计。

(4)对病案信息进行二次加工的各种登记,为住院病案信息的开发利用提供了多途径查找检索的线索。

(5)了解各临床科室的住院情况:以病案编号为序的住院病案登记是掌握住院病案发展的明细表,患者每次住院都要进行登记,以便掌握住院病案的流动情况。住院病案的多项登记往往能够解决一些其他资料检索时不能解决的问题,弥补其他工作的不足,它可以起到充实病案查找线索的作用。因而登记工作从一开始就要做到登记资料的完整、准确,从登记内容的安排和设计上产生出合理的效应。随着计算机在病案信息管理中的应用,烦琐的手工住院病案登记已逐步退出,取而代之的是通过计算机的简单操作即可完成涵盖病案信息的多种登记。

二、住院病案登记的要点

(一)第一次住院的患者

患者第一次到医院住院,应该作为一个新患者登记,但必须问清楚患者是否住过院,以证实是不是新住院患者,尽管患者认为未曾住过院,住院登记处的工作人员也应与病案科核对,确定是否真的没有建立过住院病案。

现在,住院登记处工作人员利用医院计算机 HIS 系统输入患者就诊卡号,就可直接了解患者是否第一次住院,或历次住院的基本信息。

如果患者没有建立过住院病案,就要收集患者的身份证明资料,记录在新的住院病案首页上,并给予登记号即病案号。在发出的登记号下登记患者的姓名以免今后发放重复号码。登记应包括以下内容:登记号(病案号)、患者姓名、登记日期、科别。

医院计算机 HIS 系统对住院患者登记已程序化,内容详细、准确,计算机控制新住院病案号发放,解决了以往人工登记多点派发新住院病案号的混乱现象。利用激光打印住院病案首页基本信息取代了以往人工填写。

(二)有住院病案的患者

如果患者曾经住过院即已有住院病案,使用原病案号,通知病案科将原住院病案送达病室。并根据提供的信息核对住院患者姓名索引卡,记录所有信息变化情况。

计算机化管理住院患者姓名索引,已将以往的纸质资料全部输入微机便于查询、利用,便于随时记录变化情况。

需要说明的是患者就诊卡的使用,实际上患者第一次来院就诊时即有了 ID号以及病案号,患者在办理住院登记时,只需核对就诊卡显示的患者基本信息,根据病案首页的项目做缺项补充,使用就诊卡原有的病案号。

(三)出院的患者

对于每天出院的病案,应根据要求按病案号的顺序分别记录于各种登记簿中。或计算机录入住院病案的各种登记记录,使资料更准确、更清楚,查找更快,存储更方便。

三、住院病案登记的种类

(一)住院病案登记

患者入院时,就应建立住院病案登记,以病案号为序,登记患者的身份证明资料等,患者出院补充登记有关出院的情况,并作为永久保存的资料。

1.登记的内容

(1)必要项目:病案号、患者姓名、性别、年龄、身份证号码、入院日期、出院日期、科别、病室。

(2)其他项目:籍贯、职业、出院诊断、入院诊断、手术操作名称、治疗结果及切口愈合情况。

2.登记的形式及作用。

(1)卡片式登记:一般适用于一号制管理的病案。患者建立了门诊病案仅有部分患者需要住院治疗,由于门诊病案的数量发展快,手工登记工作量很大,一般不做病案登记,患者住院则形成了登记号码的间断,实行一号制管理病案采用卡片式登记,可随时按病案号调整卡片的位置,满足住院病案登记依病案号的大小顺序排列的要求。

(2)书本式登记:适用于按病案号次序连贯登记的两号集中制或两号分开制的住院病案。①由于按患者住院先后编号登记,自然成为按患者住院日期进行登记,这就提供了按患者住院日期查找病案的线索。②疾病诊断、手术名称、性别、年龄、职业等项目以及再次住院患者的登记,都可作为统计的原始资料,提供各项统计数据。③由于患者住院登记的项目较全,可以从中查找出某一项需要的资料,而不必调用病案,因而可以省去很多人力,也可以减少病案的磨损。④住院病案总目录的登记能准确掌握住院病案的全貌,显示病案的发展数字;可以了解住院患者的基本信息,如主要疾病诊断、治疗结果等。患者姓名索引是以患者姓名索取病案号码,进而查询病案资料;通过住院病案总登记,可从病案号了解该病案所属患者的姓名与基本情况。

(3)计算机登记:HIS系统从患者建卡就诊即录入了患者的基本信息,患者住院的有关信息设计高质量的计算机数据库即可完成各项登记,便于信息的加工和检索,同时可以充分发挥登记的作用和对资料的利用,全面地掌握病案整体情况。

从完善病案信息管理系统来讲,不论是门诊还是住院病案的建立,亦不论是一号制或两号制的病案管理,在建立病案时都应按号登记,以掌握病案号的分配、使用,整体及个体病案的发展情况。因为门诊患者多,病案发展快而对门诊病案号的分派不予登记,是管理上的缺陷。计算机系统化的应用则可完成被分派病案号的患者所有信息,避免上述管理问题。

(二)出院患者登记

出院患者登记是永久性的记录。是按患者出院时的科别及出院日期的先后登记的。

1.主要项目

科别、病案号、患者姓名、性别、年龄、出院日期、入院日期、住院天数、出院诊断、手术名称、切口愈合情况、治疗结果等。

2.作用

(1)是查找病案的一个途径,可按出院日期或科别来查找所需的病案。

(2)可为病案讨论提供即时病案,或为检查某段时间的医疗情况提供所需的病案。

(3)帮助统计工作提供部分原始数据。

(4)核对检查完成及未完成病案,以掌握住院病案的归档情况。

(三)转科患者登记

1.项目

除一般登记的必要项目外还应有入院日期、转出科别、转入科别、转科日期、疾病诊断。

2.作用

主要作为统计的原始资料,也可作为提供查找病案的原始记录。

(四)诊断符合情况登记

1.项目

必要的登记项目及入院日期、科别、入院诊断、出院日期、出院诊断、医师姓名等,亦可包括门诊诊断、术后诊断、病理诊断等。只记录经临床证实、检验检查证实误诊、漏诊等不符合的病例。

2.作用

既是统计的原始资料又可作为病案管理的永久性资料。①可以通过登记掌握出入院诊断的符合情况,了解医院、诊所及社区医疗单位的整体医疗水平或医师的诊断水平、业务能力。②可帮助查找某一时期有误诊、漏诊情况的病案,以利开展病例讨论,总结经验教训,提高诊断水平和医疗质量。③可作为考核、晋升医师职称时的参考依据。

据我国目前状况对于各种疾病的诊断符合率,没有提供界定的硬指标,鉴于此种情况作为信息资料的开发利用,对每份出院病案进行此项登记无实际意义。建议只登记经临床、手术或病理证实的误诊、漏诊的病例,更具实际意义。

(五)死亡与尸体病理检查登记

1.项 目

必要项目及死亡日期、科别、死亡诊断、尸检号、病理诊断等。

2.作 用

通过它可以掌握全部死亡和尸检病例的情况,从而:①迅速准确地提供死亡和尸检的病案。②作为统计的原始资料,可统计医院内某一时期的死亡及尸检情况。③从中分析临床诊断与尸检病理诊断的符合率,了解医院、诊所的诊断水平。④根据死亡病案,分析死亡原因,检查和分析医疗工作质量。

病案的登记虽然种类繁多,在用手工操作时要根据不同功能、作用重复抄录,如今医院 HIS 系统的建立,病案首页信息的全部录入通过不同的项目组合可达到随意检索的目的,提高了病案信息的利用率,极大地减轻了病案管理人员的工作负担。

第二节　住院病案内容的排列

一、住院病案的形成

病案的形成是在患者首次与医疗部门接触开始,是医务人员对患者所做的咨询、问诊、检查、诊断、治疗和其他服务过程医疗信息的积累,这种积累使每个患者的医疗信息记录都具有一定的连贯性和连续性。

(一)住院病案的形成

从患者开始办理住院手续到出院的全部过程是医院内所有工作人员为患者服务的过程,是医务人员(医师、护士、实验室及其他医技科室的人员)、营养师、住院处及结账处、病案科的工作人员相互协作,整个过程产生了大量有价值的医疗信息,这些信息经过病案管理人员的整理、加工形成了住院病案。

1.建立住院病案并分派病案号

患者在门诊就医经医师确定需住院治疗者,持医师所开具的住院证在住院处办理住院手续,住院处为其建立住院病案并分派一个住院病案号(适用于两号分开制的病案管理)后进入病房。如患者属于再次住院,住院处须立即通知病案科将患者以前的病案送达病房。

2.病房医师、护士的诊疗和护理记录

病房医师要连续详细地记载患者的发病、诊断、治疗及最后的结果,整个过程包括病程、诊查所见、治疗和各种检查结果;护士要记录有关护理观察和治疗计划及为患者所作的其他服务的资料。

3.患者的治疗过程、最后诊断和出院记录

患者出院时,医师要在病程记录的下面记载患者出院时的状况、诊断、治疗及患者是否需要随诊;医师要写出院记录,展示评判治疗、支持诊断的全部资料,并记录最后结果以及出院后的注意事项;要在病案首页上记录主要诊断以及其他诊断和手术操作名称,转归情况,注意在病案首页上签名以示对病案资料负责。

4.患者住院期间的所有资料返回病案科

患者在出院处办理好出院手续后,其在住院期间的所有资料都被送到病案科。

5.病案的整理、装订和归档

病案管理人员将患者的所有资料按一定要求进行整理、装订后即形成了住院病案,并入病案库归档保存。

(二)一份完整病案的标准

一份完整的病案必须包括"按事情发生的先后顺序记录的充分资料以评判诊断,保证治疗及最后效果"。完整的医疗记录的标准如下。

(1)有足够的资料证实已做出的诊断。

(2)叙述执行的是什么手术,为什么要做,做了什么,有什么发现,并详细叙述麻醉过程。

(3)叙述最后的诊断及外科手术操作。

(4)由治疗患者的医务工作者签名以证实无误。

(5)如果病案是逐步汇集的,应有足够的资料使其他医师或卫生工作人员能够接管对该患者的治疗(如交接班记录)。

(6)完整地收集患者所有医疗资料及相关资料。

（7）严格按照资料顺序的规定进行整理、装订。

（8）完成病历摘要、疾病和手术分类的编码和各种索引，满足了保存病案的目的。

（9）准确无误地归档。

二、病案的排列方式

作为病案工作者，必须始终重视患者资料的完整性和准确性，使之可随时用于患者的现在和将来的医疗。医疗记录的组织可以按患者资料来源或患者的问题进行。病案资料排列的原则，要以符合人们按时间发展的阅读习惯，能够迅速找到所需要资料的顺序排列。

（一）一体化病案（integrated medical records，IMR）

一体化病案是指所有的病案资料严格按照日期顺序排列，各种不同来源的资料混合排放在一起。

在一体化病案记录中，同一日期内的病史记录、体格检查记录之后可能排放着病程记录、护理记录、X线报告、会诊记录或其他资料。每一次住院的资料在病案中用明显的标志分开。

采用一体化病案形式的优点是向使用者提供了一个按时间发展顺序表示的某一医疗事件的全貌。其缺点是几乎不可能进行同类信息的比较。例如：了解血糖水平的变化，检查记录放在病案中的不同位置，从而使查找和比较都很困难。信息一体化可有不同程度的实施，最常见的是一体化的病程记录，即所有病程记录按时间顺序排列，而其他资料另外排放。

（二）资料来源定向病案（source oriented medical records，SOMR）

资料来源定向病案是根据资料来源排列的病案，将不同来源的资料按同类资料集中在一起，再分别按时间顺序排列。如医师的记录、护士的记录、实验室检查资料等分别收集起来，按时间发展的先后顺序排列。我国的病案内容排列大都采取这种方法。

病案作为信息交流的工具，怎样能更有效地迅速地检索、提供资料，是发挥病案的价值并使其具有保存意义的关键。在许多情况下，病案内的资料不易检索、不能被有效地开发利用，这是因为医疗记录往往是随时性记录，是在入院记录、病史、病程记录、护士记录或X线和其他实验室报告中无组织地、凌乱地、分散地记录，而且通常又没有指明疾病情况或问题的标记，病案常常越来越厚，显得杂乱无章，致使重要资料的检索既困难又无可奈何，也为医务人员内部交流设置了障碍。

在国外许多专家认为,解决这个问题的最好办法就是要使病案结构化,又称"结构病案",也有人称为表格病案。结构病案是指一种计划好的表格,其使用的语言与设计形式是统一的,所有用该表格的人都要遵循同一种形式,这种病案的构成能适用于所有情形。

结构病案很容易实行自动化的管理。随着目前医疗领域中计算机的使用不断增加,结构病案有利于实现使人工到自动化系统的转变。但是,完全性结构病案缺乏对个别问题进行描述的空间,因而使医务人员感觉很受格局的限制。

这说明,病案的结构化并非等于完全采用表格记录的方式,例如:病程记录往往需要进行描述,所需的记录空间要大,表格的限制将使记录受到影响而可能造成资料不全。因而,病案的结构化适用于"既定性信息"的记录,如病案首页等。

(三)问题定向病案(problem oriented medical records,POMR)

1. 问题定向病案的概念

问题定向病案是根据问题记录排列的病案,为满足各种标准而建立的一种结构病案的形式。问题定向病案是由劳伦斯·韦德博士于 20 世纪 50 年代后期首先设计的。这一概念要求医师在问题的总数和内部关系这方面研究患者所有的问题,分别地处理每个问题,并促使医师确定和处理每个问题的路径都很清楚。它可以在获得所有事实的基础上对此进行评价。

劳伦斯·韦德博士于 1969 年写出了《Medical Records Medical Education and Patient Care》一书,他在序言中指出:要达到医疗效果,有两个必备的基本手段,即开发可能为所有的人提供医疗信息的交流系统;建立对患者问题和病情发展过程明确表述的系统。他认为过去的病历书写有如下欠缺:①对患者不能充分发挥医务人员集体的综合效应(群体医疗作用)。②对患者的资料、数据的收集和积累不完全,不恰当。③缺乏对日常诊疗的检查、核对机制。④资料难以综合高度分化的各专科的医疗情况。

问题定向病案和过去的诊疗记录有着根本的区别。过去的诊疗记录是中世纪以来长期习惯使用的流水账式书写方式,是以医护人员为中心而撰写的备忘录,其内容是主观的、冗长的、罗列的、分散的;而问题定向病案是一种科学的综合记录,它对取得的信息进行归纳、分析,列出问题一览表。从患者整体信息中找到的问题原因,据此制订合理的医疗方案,其内容是提炼的、简明的、有说服力的,是一目了然的。

2.问题定向病案的组成部分

(1)数据库(基础资料):建立问题定向病案的第一步是建立一个综合的数据库。内容包括患者的主诉、现病史、过去医疗史(既往史)、系统检查及体格检查的结果。

(2)问题目录:数据库一旦收集,应对资料进行评价并建立问题目录。每个问题对应一个编号。问题目录放在病案的前面,就如同一本书中的内容目录,即问题的编号名称像书中的章节、页号及题目一样。而在资料来源定向记录与问题定向病案记录之间概念上最大的不同就是问题目录。

特征:问题定向病案记录是在填表者理解水平的基础上表达问题,问题目录不包括诊断印象,它是治疗计划中的一部分。

"问题"的含义:问题这一术语,是指需要管理或有诊断意义的检查,即指任何影响个体健康生存及生活质量的情况,因而它可以是内科、外科、产科、社会的问题或精神病学问题等。

问题目录的内容:在设计问题目录时,每个问题都要注上日期、编号、标题、活动性问题、非活动性问题、已解决的问题。其中活动性问题是指患者目前存在的,影响健康的,需要解决的问题。非活动性问题是指患者过去的一些重要的,手术史和过敏史以及本次住院期间已解决了的问题。

问题目录的作用:登记了所有的问题;在以患者为整体的治疗过程中保持了资料的有效、全面和可靠;可用于本专业人员、患者及其他医务工作者进行交流;清楚地指明了问题的状况是活动的、非活动的,还是已经解决的;可作为医疗指导。

(3)最初的计划:根据问题目录中所确定的问题,制订患者问题管理的最初计划,是使用问题定向病案进行计划医疗的第三个步骤。诊断性计划是为了收集更多的资料而做的计划,如为辅助诊断需要做的实验检查计划等。治疗性计划为患者治疗所做的计划。患者教育计划是计划告诉患者要为其做些什么。

(4)病程记录:这是问题定向病案记录的第四个步骤。病程记录必须是按问题编制,因为对每一问题都要分别处理,故每一问题一定要通过其编号及名称清楚地表示出来。病程记录可以是叙述性的,也可以是流程表式的。

叙述性记录又分为SOAP 4个项目,通常记录时先写日期,再以每个问题的编号和标题为引导。

——S(subjective data):由患者直接提供的主观信息。如患者的主诉、症状、感受等。

——O（objective data）：由医师或护士获得的客观信息。

——A（assessment）：医师或护士的判断、分析和评价。

——P（plant）：对患者诊断、治疗的计划。

病程记录的作用：病程记录的这种结构类型提高了医师处理每个问题的能力及决定问题的途径，可显示出医师思维过程的条理性；如果书写正确，可使每个参与医疗和质量评价的人，对每个问题的理解及所进行的管理都会很清楚，便于对患者的治疗及对医疗质量的评价。

流程表（flow chart/sheet）：①适用：处理复杂快速变化的问题，它是观察患者病程最适当的方式；②用途：即可用于问题定向病案（POMR），也可用于资料来源定向病案（SOMR）；③设计流程表的步骤：应首先确定使用流程表的具体临床科室；确定所需要监护患者的状况；确定提供最大关注时所需资料收集的监护频率，这通常都在表格的上端指出。使用流程表的临床状况通常决定监护频率。

流程表是病程记录的一种特殊表格，在得到批准后，方可放到病案中，没有必要　定要将其放入每一份问题定向或来源定向病案中。

（5）出院摘要：完成病案的最后一步是准备出院摘要，在问题定向病案中，这项工作很容易做。医师在做问题定向病案的出院摘要时，可简要地总结已为患者解决了的特殊问题的治疗结果，并可着重介绍出院时没有解决的问题及简要地指出将来的诊断、治疗及教育计划。这一切均可从问题表上反映出来。

在结构式问题定向病案中，使用逻辑的显示系统是从数据库收集资料开始的。随后是问题目录，它可以帮助医师确定患者出现的问题，这一资料放在病案的前面，使负责治疗患者的每个医务人员都能知道患者的所有问题。从数据库和问题目录中，产生了治疗的最初计划及诊断性检查，即治疗患者的医师决定去做什么。然后是通过使用SOAP的方法记录问题，说明贯彻执行的情况。

3.问题定向病案的作用

问题定向病案是一种很有用的交流工具，它可以使病案资料能明确地显示出来，并促进了医师与其他医务人员之间的交流。

正如前面提到的，结构病案在系统中促进了临床科研、教学与计算机的应用，完善了医疗评价的资料检索。它通过把患者看作是一个整体，而不是孤立的事件或情节，从而提高了医疗质量。

4.问题定向病案的应用范围

这种结构式问题定向病案不是广泛使用的，特别是在那些较大且繁忙的医院不大适宜。它主要在一些小医院、诊所或初级卫生保健中心比较广泛地被使用。

5.问题定向病案书写方式的主要优点

(1)书写的过程要求医师全面考虑和处理患者的所有问题。

(2)或多或少地迫使医师按问题的严重程度的顺序,去解释和处理患者的问题。

(3)使医师或其他人员在使用病案时,能够按照任何一个问题的进程了解患者的情况。

6.病案人员的责任

不管病案是按问题定向还是来源定向进行组织,病案工作人员均应该帮助医师及其他医务工作人员准备结构合理的表格,以促进资料的收集,并且使他们很容易得到所有不同层次的资料。

三、出院病案排列次序

我国最常用的住院病案排列是按资料来源排列次序。各部分病案记录的编排应按照日期的先后顺序,但患者在治疗期间与其出院后的病案编排顺序几乎相反,特别是护理记录及医嘱部分是按日期倒排的次序排列。原因是患者治疗期间,医师所要参阅的是患者最近的病情及其医疗措施,故将最近的记录放在最上面。患者出院后病案装订成册是永久性的保存形式,故应按日期先后顺序编排。这里提出的病案内容的排列顺序并非绝对的标准,但它是根据"使用上的要求"这一原则进行编排的,这个"要求"是病案排列的目的,便于资料的参考和使用。

(一)出院病案的组成部分

(1)病案首页:患者的鉴别资料。

(2)患者住院前的门诊记录。

(3)医疗部分:医师对疾病进行诊断、治疗所做的记录。

(4)检验记录:各种检查化验的记录和报告单。

(5)护理记录:护理人员对患者的观察、处置、护理所做的各项记录。

(6)各种证明资料:如手术操作知情同意书、各种证明书等。

(二)住院期间病案的一般排列顺序

(1)体温单(按日期先后倒排)。

(2)医嘱记录单(按日期先后倒排)。

(3)入院记录,入院病历。

（4）诊断分析及诊疗计划。

（5）病程记录（按日期先后顺排），包括计划治疗内容。遇有手术时，尚须填写下列记录单：手术前讨论记录单；麻醉访视记录单；麻醉记录单（按病程记录次序顺排）；手术记录单（按病程记录次序顺排）；手术室护理记录单；手术物品清点单；手术后记录（即手术后病程记录，排在该次手术记录后；如再有手术，应按先后顺序接在后面），出院或死亡记录。

（6）特殊病情及特殊治疗记录单（按日期先后顺排）。

（7）会诊记录单（按会诊日期先后顺排）。

（8）X线透视及摄片检查报告单（按检查日期先后顺排）。

（9）病理检查报告单（按检查日期先后顺排）。

（10）特殊检查报告单（如心电图、超声、放射性核素、CT、磁共振等，按检验日期先后顺排）。

（11）检验记录单（按页码次序顺排）。

（12）检验报告单（按报告日期顺排，自上而下，浮贴于专用纸左边）。

（13）中医处方记录单。

（14）特别护理记录单（正在进行特别护理时放在特护夹内）。

（15）病案首页。

（16）住院证。

（17）门诊病案。

（18）上次住院病案或其他医院记录。

（三）出院病案的一般排列顺序

（1）目录页（包括诊断、手术、出入院日期等，一次住院者可以省略，该部分内容由病案科填写）。

（2）住院病案首页。

（3）患者住院前的门诊记录。

（4）入院记录、入院病历：患者一般情况、主诉、现病史、既往史、个人史、婚育史、月经史、家族史、体格检查、专科情况、辅助检查、初步诊断、拟诊讨论。

（5）病程记录（均按日期先后排列）：首次病程记录、日常病程记录、上级查房记录、疑难病例讨论记录、交接班记录、转科记录、阶段小结、抢救记录、有创诊疗操作记录、会诊记录、术前记录、术前讨论记录、麻醉术前访视记录、麻醉记录、手术记录、手术安全核查记录、手术清点记录、术后首次病程记录、麻醉术后访视记录、出院记录或死亡记录、死亡讨论记录、其他一切有关病程进展的记录。

（6）治疗图表。

（7）治疗计划。

（8）X线报告。

（9）各种特殊检查报告（心、脑、肾等）。

（10）血尿便痰常规检查登记单。

（11）各种化验回报。

（12）病理检查回报。

（13）特别护理记录。

（14）体温脉搏图表。

（15）医嘱单。

（16）新生儿病历。

（17）入院证、病危通知书、领尸单等。

（18）手术操作知情同意书、输血治疗知情同意书、特殊检查和治疗知情同意书。

（19）护士病案（如患者死亡护理记录、液体出入量记录等）。

（20）随诊或追查记录。

（21）来往信件（有关患者治疗情况的材料）、证明书。

（22）尸体病理检查报告。

第三节　住院病案信息的收集与整理

一、住院病案信息的基本内容

病案信息管理人员必须了解病案所包含的内容。住院病案保存了医务人员对患者进行医疗的有关信息，它准确地记录了诊疗的事实，起到支持诊断、评判治疗效果的作用。因此病案信息管理人员在收集与整理住院病案时，首先必须清楚地知道病案的基本内容。

（一）患者鉴别信息（即患者身份证明资料）

病案必须包括足够的信息用于鉴别患者的病案。如病案号、患者姓名、性别、出生年月、年龄、民族、国籍、工作单位、家庭住址、籍贯、身份证号码、就诊卡号等。

(二)患者的病史信息

记录患者的主诉、现病史、既往病史、个人史及婚育史,以及家族的疾病史。

(三)有关的体格检查信息

记录一些与本次病情有关的身体检查及常规的体格检查情况。通常指呼吸系统(肺)、循环系统(心脏、血压)、消化系统(肝、脾)、神经系统的叩、听、触、扪的检查记录等。

(四)病程记录

记录患者病情的发生、发展及转归过程。住院患者的病程信息在时间上往往具有连续性和连贯性。门诊病案则只有在患者再次就诊时才有记录,因此其能否连贯记录取决于患者的就诊情况。

(五)诊断及治疗医嘱

主要包括医师的会诊记录(会诊指当患者在治疗过程中疑有其他科的病情时,请其他科或其他医院的医师共同对该患者的病情做出诊断和治疗的活动过程)、拟诊讨论记录、治疗计划、所施治疗方法的医嘱(医嘱指医师为患者的检查及治疗给予护士的指示记录,医嘱分为口头医嘱、临时医嘱、长期医嘱)。门诊病案的医嘱记录形式与住院病案不同,它只被简单地记录于当日诊疗记录中,不作为病案整理的内容。

(六)患者知情同意书

通常用于住院患者或急诊留诊观察的患者。它包括患者病重、病危通知书(此通知书是下达给患者家属的,为一式两份,患者家属及院方各执一份),医疗操作、手术同意书(凡进行具有一定危险性或对患者可能造成一定不良影响的操作时,需征得患者或患者家属或授权人的签字同意方能进行)。患者知情同意书具有一定的法律作用。

(七)临床观察记录

临床观察记录是医师及护士对住院患者或急诊留诊观察的患者病情观察的记录。如患者体温单、护理单、特别护理记录等。

(八)操作及实验室检查报告

如临床所做的腰椎穿刺(抽取脑脊液)、骨穿(骨髓穿刺)、活组织检查、内镜检查等的报告单;各种生化检验如血、尿、便常规报告单;影像学检查如 X 线、CT

扫描、磁共振、超声波检查等报告单;心电图、脑电图、肌电图检查报告单等。

(九)医疗结束时的结论

患者住院期间的医疗结束时,通常要有出院记录,其内容包括最后的诊断、治疗后的结果及治疗的主要过程(内容简明扼要)、对患者出院后的建议等。

(十)病案的特殊标志

不论是住院病案还是门诊病案,有些重要的医疗信息需要使用特殊的标志,以便迅速引起使用者的注意。例如:青霉素过敏、装有心脏起搏器或肾透析的患者等,这些信息应在病案首页以特殊的标志显示出来。如果这些内容出现在病案资料的其他地方,应使用色标以表示这是使用者需注意的特殊和重要的资料。病案管理者在整理病案时,有提醒医师对重要问题或事件等信息的遗漏应及时补充的义务,并按有关规定作出明显的标志。

二、出院病案的回收

出院病案能否及时回收,关系到医疗机构各类统计报表的生成、病案数字化储存、临床医师借阅、患者复印资料等工作的顺利进行。国家卫生行政部门要求医疗机构产生的某些信息、数据及时上报。因此出院病案在规定时限内及时收回是非常重要的一项工作。

病案管理人员应在患者出院后的 24 小时之内将所有出院病案全部收回,因此这项工作每天都要履行。收集出院病案可依据各病房出院患者日报表进行核收,但由于某种原因医师未能完成病案记录,导致个别病案不能按时收回。因此对未能按时收回的病案,应有记录。在收取出院病案时应注意收取患者住院前送达病房的门(急)诊或住院病案,以及滞后的检验检查报告单(即患者已经出院这些检验检查报告单才送回到病房或出院处),这样才能保证病案信息资料的完整性。

有些地区和单位将出院病案回收的时间定为患者出院后 3 天或 7 天,有些单位每月月底回收一次,甚至未经病案科收回,病案即从病房被取走,这不是好的工作作风,也是长期困扰病案管理人员的难题。国家规定患者出院 24 小时完成出院记录,实际上决定患者出院时医师就应完成出院记录,形成"今日事,今日毕"良好的工作习惯。延迟 3 天或 7 天才去完成应于患者出院当日就应完成的工作,延迟数天追补记录,未能建立一个良好的工作秩序,难免出现误差。将患者出院数天的病案共同滞留于病房容易造成资料的混乱、丢失,不利于病案的安全管理,给病案统计工作带来的是多方面影响。有关国家统计报表的数据不能及时上报,患者复印病历、医保费用理赔、其他参考查询病案资料均不能及时提供;病案的整理、编码、质量监控、归档都不能按时完成。作为病案管理者要勇于坚持原则,督促医院领导和医务人员按规定于患者出院24小时内收回病案。

三、出院病案的整理

(一)出院病案的整理

出院病案的整理工作是将各方面的资料收集起来,按照一定的组织系统及要求加以编排整理,在整理过程中进行病案资料质和量的分析,并检查病案内的各个组成部分,以确保资料的完整性、准确性,使病案的组织统一化,内容系统化,便于使用时能较快地找到所需要的资料。

出院病案的整理是一项极细致的工作,不只是单纯的排序、装订。病案管理人员要负责对病案的书写质量作出鉴别分析,促使医务人员提供完整的病案记录。每份住院病案的内容都比较复杂,包含有各种不同的记录,各种疾病的常规检查亦各不相同,患者签署的知情同意书则是赋予医师行医的职权,这些记录都是医师对患者实施正确诊疗的依据。有些病案则是今后医疗、教学、科研及法律方面的重要资料,病案管理人员在每天整理分析病案时,必须认真检查各项记录是否完整。根据《病历书写基本规范》要求,每册出院病案其所涉及的项目必须填写完整;每种疾病的常规检查和必要的特殊检查一定要齐全;所有手术操作中切除的组织必须有病理学检查报告;每项记录表单必须有患者的姓名、病案号、日期以及医师签字。这样才能保证病案信息的准确性、完整性。既为患者的继续医疗提供了有效的医疗资料,也能很好地保护患者、医护人员及医疗机构的法律权益。因此对出院病案的整理在质和量上都有较高的要求,这就要求病案管理者具备一定的基础医学和临床医学知识,对正确的病案记录有详细的了解,能够根据病案记录分析病案内容的完整性,并按要求整理出合格的病案。

(二)任务

(1)每天上午到各病房收集前一天(24小时内)出院患者的病案及住院前的老病案,同时送达患者在门诊时的检查检验回报单。

(2)按照整理要求及出院病案内容排列顺序的规定做好整理、编序、装订工作。

(3)负责有关病案的出院及分科登记工作。

(4)负责督促有关医师及时完成病案记录。

(5)负责对出院病案书写质量的检查,发现问题及时反馈有关科室医师或向领导反映,保证病案记录的完整性。

(6)负责住院病案完成后病历页码的标注。

(三)要求

(1)按时收回或签收出院病案,应注意收回老病案,个别未能按时收回的病案应有记录,并提示医师按规定的时限及时送交病案科,或在短时间内再次前往病房收取。

(2)整理出院病案必须逐页检查姓名、病案号;检查病案书写的字迹是否清晰、工整、易认;检查各种必要的检验检查报告是否齐全,并及时追索未回的报告,对已有报告的粘贴不合乎要求的应重新粘贴;每页记录的右上角应书写页码。

(3)检查各项记录是否完整,发现记录不全、有书写差错者,应及时通知有关医师补写或重写,保证病案资料准确与完整。

(4)及时准确地做好出院病案的各种登记,字迹应工整、易认,不准潦草,且必须用钢笔书写。登记出院日期必须将年、月、日注明,不准只写月、日不记年份。

(5)使用病案全程计算机网络化管理时,应及时录入患者出院的信息,保证各项登记完整,便于查阅和检索。

(6)病案装订时应以左边和底边为准,将所有记录页对齐,如用线绳装订应勒紧,使之平整。

(四)出院病案整理工作流程

(1)在患者出院前一天,病房经治医师将出院病案、门诊病案、出院证明、诊断证明和出院后用药处方等填写并签字后,由总务护士或护士长将病案按规定顺序整理后,放入固定地点,病案应在患者出院后24小时内由病案管理人员回收至病案科。每月至少由主治医师主持召开一次出院病案讨论会,总结检查病案书写质量和各种记录是否齐全,补充完善后由主治医师签字、归档,出院病案讨论会是一次很好的临床带教活动,科主任应同时参加。

(2)一切诊治结果报告,如病理检查报告及病理图片、特种治疗的报告单各种检查检验单等,均应及时归入病案。

(3)病案科对出院病案必须按规定次序排列,对各项记录应再次检查、整理。

(4)将整理好的病案,加盖封面、封底或封袋,并在封面显著位置盖印或以墨水正楷书写病案号、姓名、入院及出院日期,然后装订、标注页码。死亡患者的门诊病案应附于住院病案的后面。

（5）病案科于每月月底清点出院病案份数，如有缺少应及时查找归档。

（6）已装订的病案，在住院病案总目录（出入院患者总登记本）上将出院日期、转归情况等逐项进行登记，并进行疾病和手术操作分类编目，死亡患者应进行死亡登记或死亡患者编目。

（7）编目完毕的病案，应及时按病案号顺序排列归档。

（8）收到病区用毕退回的其他医院病案，应及时在病案收发本上登记，然后挂号寄还原医院。

四、各种检查、检验报告的管理

（一）检查、检验报告管理的意义

医疗事业的不断发展，使现代医疗工作中各种检查、检验手段成为证实疾病诊断、肯定治疗方法不可缺少的辅助医疗工作，其对科研、教学尤有重要意义。现代临床实验室的检查方法日趋完善复杂，其中有许多检查对于寻找病因、病灶的定性、定位、确定诊断及治疗方法具有重大的意义。随着工业和科学的不断发展，医疗仪器设备日益精密复杂，临床医学、科学研究日益广泛地使用各种器械、特殊装置对人体某一系统或器官的功能状态进行检查测定，这对了解病变的部位、范围、性质和程度，疾病的诊断，特别是对一些疾病的早期诊断、预防与治疗都有极大的意义。目前，各种实验检查项目有数千种之多，各种医疗器械检查的功能测定的项目，据不完全统计也有上千项。而这些检查、检验设备并非临床医师一人所能操作，因此每项检查、检验都必须由医师为患者开出申请单，经过实验室为患者检查、检验后，再将结果回报给医师，但大部分结果由于其滞后性而回到病案科后才被归入到病案内。各种检验回报和特殊检查记录都是病案资料的重要组成部分，也是病案管理中对病案内容质量检查的一项重点，做好了检查、检验回报的管理才能保证病案资料的完整性。如果病案管理人员未把检验检查结果正确地归入到病案内会使医师的诊断失去重要的科学依据，影响对患者疾病的处理，尤其是使病案资料的价值受到了很大的损失。因此，对这项工作应进行严密的科学管理。

（二）检查、检验报告管理的任务

（1）负责整理、查找、粘贴各种检查、检验回报单，并将粘贴好报告单的病案归档。

（2）负责错号报告单的查对工作。

(3)保存暂时无法归档的报告单。

(三)检查、检验报告管理的方法

1.建立签收制度

对一些比较重要的报告单应建立签收制度,加强实验室人员和病案管理人员双方的责任感,减少或杜绝差错:①指定专人负责签收各种检查、检验报告单。②确定需要重点签收的检查、检验报告项目。如:病理检验报告、核医学检查报告等一些特殊检查项目。③做好签收登记。准确清楚地记录签收的检查、检验报告的项目、数量、科别、日期、签收者的姓名。④若患者正在住院期间应及时将检查、检验报告单送至病房。

2.进行系统的整理

对各种检查、检验报告单的规格要求:①与病案记录页纸张大小相等,如心电图、脑电图、病理检查等报告单。②为病案记录页的1/2,如X线透视、超声波检查、骨髓检查等报告单。③为病案记录页的1/4,是使用最多的一种,如化验室的血、尿、便检查报告单。④极少数报告单的纸张大小不一、不合规格,如一些医疗仪器自动打印的结果单,不是过小就是大于病案记录页。对大大小小的检查、检验报告单,每天必须加以整理,使之整齐地贴放在病案内。

3.整理要求

(1)在查找病案及贴放装订报告单的过程中,必须逐一核对病案号、患者姓名,防止发生差错。

(2)住院患者的一切检查、检验报告单要按照住院病案整理顺序统一集中贴放、装订。

(3)所有小张化验单粘贴时要注意保持整齐,采用叠瓦式的粘贴,并使每张化验单的上边露出空白以供填写化验项目及结果、日期等,便于医师查找翻阅。

(4)对住院患者的化验单,要求主管医师将检查项目、结果、日期填写在报告单的上方空白处,且阴性结果用蓝色墨水填写,阳性结果用红色墨水注明。

(5)各类报告单一律沿表格用纸的左边粘贴,装订一律以病案的左边、底边为齐。若报告单的纸张过大,在不损伤记录的情况下予以剪贴,以便保持整齐。

(四)检查、检验报告管理的要求

(1)对于每天回收的患者的检查、检验报告单,应及时、全部放入病案内并整理粘贴。

(2)粘贴时应按检查日期及病案内容的排列顺序贴放。要求不错贴,不订错排列顺序。

（3）如果未查到病案的检查检验报告单，应在当日查对各登记簿及病案示踪记录，查明病案去向。

（4）在查对错号报告单时，要细致分析其错号的原因，可根据患者姓名索引查对并纠正报告单错误的病案号，核对病案记录中是否有此项检查，准确地将报告单归入病案内。

（5）对未能归档的报告单，必须保持按病案号码顺序排好，以备查找。

（6）对无法查对的差错报告单，应保存起来按时呈送医院领导，并按要求定期统计各种报告单因病案号码或姓名差错而无法归档的错误率，提供领导者参考，便于领导及时掌握情况，便于改进工作。切不可将无法归档的报告单弃之，否则当事人将要承担法律责任。

（7）对于患者的特殊检查、检验报告单要及时归档，防止丢失，稍有疏忽将造成医疗资料的损失，影响患者的继续医疗以及医保患者费用的理赔，甚至造成不必要的医疗纠纷，使患者、医院和医务人员的利益受到损害。

（8）病案管理人员应认识此项工作的重要性。要熟悉业务，具有高度的责任心，与各实验室相互配合，本着对患者及医疗信息负责的态度完成任务。

第四节　住院病案的编目与检索

病案具有广泛的知识内容，是一座蕴藏着丰富医学知识的宝藏，病案管理人员对其进行整理加工以及编制各种索引，是打开宝藏的钥匙，利用病案的人员可以根据不同的需要和使用目的，检索到需要的病案资料。病案管理人员对病案信息开发建立的索引有患者姓名索引、疾病分类索引、手术操作分类索引、医师索引、随诊索引等。

一、疾病分类与手术操作分类索引

疾病分类和手术操作分类编目是病案信息科学管理中的一项基本工作，是把病案首页上医师所填写的疾病诊断和手术操作或有关健康问题，用国际标准予以分类编码建成索引，以备日后科研、教学、查询、统计分析、检索之用。国家规定国标《疾病分类与代码（国际疾病分类ICD-10）》，手术操作分类 ICD-9-CM-3

作为我国疾病分类和手术操作分类的标准。疾病分类涉及临床所有学科,需要掌握医学知识和相关知识,必须接受专业培训的才能胜任。特别是综合医院各专业学科齐全,接受诊治患者的病种广泛,更需要具备较强的知识。况且分类规则复杂、规定繁多,编码时必须查阅病案,非一般工作人员所能胜任。如果未经专业培训或单纯使用计算机程序编码,则必然产生分类编码的错误。国外从事疾病分类编码工作的人员必须经过专业培训,参加专业协会的考试持证上岗。如:美国的注册卫生信息技术员(registered health information technician, RHIT)可以从事编码工作。1992年美国专门设立了疾病分类资格认证考试,如编码专业证书(certified coding specialist, CCS);编码专业证书-医师为主(certified coding specialist-physician based, CCSP)(如:开业医师、专科诊所编码人员)、编码助理证书(certified coding associate, CCA),只有通过资格考试,测验及格发给证书,才能上岗。我国台北病历管理协会近些年也在举办疾病分类人员资格考试。中国医院协会病案管理专业委员会自2005年以来开展的国际疾病分类编码技术资格认证考试,截止2010年底全国已有990人通过考试,促进了编码准确率的提升,为编码人员持证上岗做准备。有些地区的医保局已经规定,编码人员没有通过认证的医院不得接受医保患者。

卫生部规定1987年在我国使用国际疾病分类(ICD-9)进行病案首页的疾病分类编码、住院患者疾病分类统计和居民病伤死亡原因分类统计。目前我国病案的疾病编码使用的是国际疾病分类ICD-10(第2版);手术操作分类使用2008版的ICD-9-CM-3。

(一)编码和索引制作方法

(1)以国际疾病分类作为编目的指导书籍,按规则进行分类编码。

(2)索引以疾病分类各章节的编码顺序排列。

(3)审核每份病案诊断名称、手术操作名称书写是否完整符合要求。

(4)主要诊断与主要手术操作选择是否正确。

(5)按编码查找要求准确分类确定编码。

(6)注意随时查阅病案。

(7)手工操作多采用卡片式编制索引,设备有卡片柜、导卡、索引卡。

当前信息技术的飞速发展,病案信息管理工作许多项目已被电子化所取代,更适用于疾病分类和手术操作索引,医院已普遍在HIS系统中用计算机操作编制疾病分类和手术操作索引。计算机操作给工作带来许多方便,提高了工作效率,然而在工作中切不可粗心大意、简单从事。编码人员一定要随时查阅、分析病案内容,做好分类编码工作。更不可在分类编码时,只按医师书写的诊断,而不加审查,完全照搬;不使用 ICD 书籍查码、核对,完全按计算机字库编码,必然产生编码的错误,这已被各地多年实践所证实。

(二)ICD 编码技能水平考试的必要性

1998 年,国务院发出《关于建立城镇职工、居民基本医疗保险制度的决定》以来,国家为了有效控制过度医疗,节约医疗资源,减轻患者负担,各地卫生领导部门纷纷出台制订按病种管理付费的方法。为规范病种的管理借鉴国际上相关诊断分组(DRGs)的管理方法,规范疾病病种管理的诊断治疗,给予准确的国际疾病分类编码,作为医疗保险单位对医疗费用理赔的依据。然而这一决定执行得并不理想,未能达到预期效果。究其原因是疾病编码的误差给医疗费用理赔核算造成困难。

世界卫生组织 1981 年在北京协和医院设立疾病分类合作中心,卫生部、国家质量监督检验检疫总局将国际疾病分类定为我国的《疾病分类与代码》的国家标准。卫生部制订下发了住院患者疾病分类统计表、居民病伤死亡原因统计表;全国统一使用的病案首页,规定要将病案首页的疾病诊断和手术操作按照国际疾病分类(ICD)进行编码,20 多年的使用情况并不乐观。以北京市对 21 家三级和二级医院 16 个病种 17 万余册病案疾病分类编码检查,平均错误率在 23%,其他地区的编码错误率约在 30%或更高。

经过专业培训在我国使用多年的 ICD,为什么编码错误率居高不下,通过参加编码技能水平考试人员的情况分析如下。

1.疾病和手术操作的发展

疾病分类和手术操作分类随着科学与时代的发展也在不断地发展,1993 年 ICD-9 向 ICD-10 的转换,2005 年根据医学发展 WHO 对 ICD-10 进行修订更换了第 2 版,手术操作近年来飞跃发展增加了许多新方法。随着分类规则的变更和新的疾病、手术不断出现及版本的更选,人们必须随时学习新知识,掌握新规则,但基层单位很难及时派出人员参加学习更新知识。

2.人员更换

病案队伍不稳定,不少医院院长对于病案信息管理认识偏差,不认为病案信息管理是个专业,将 1～2 年内即将退休的医护人员未加培训安排做病案管理和疾病编码,人员更选频繁,一些地区卫生局的同志反映有的单位 5 年内病案编码人员换了 3 名;有些单位医院院长认为有了计算机编码库,不批准学员购买必备的 ICD-10 工具书。

3.认识错误

不了解国际疾病分类,误认为计算机疾病编码库完全可以代替 ICD 编码,现有的 ICD 编码库多为计算机开发人员按照工具书编制,但 ICD-10 的应用规定有许多的编码规则,卫生部和世界卫生组织对于主要诊断的选择又有许多规定,计算机编码库不能体现替代规则的应用,一些同志将一些诊断挂靠在名称类似的项目下;加之疾病情况是千变万化的,最终还需要编码人员参阅病案进行分析取得正确的编码。一味地依赖计算机编码库,自以为编码正确,不理解、不掌握 ICD-10 的理论和原则,不加分析是编码错误的主要原因之一。一些未能通过考试的同志,踌躇满志满以为可以通过考试,拿到试卷大为诧异,不会编码,发现自己使用 ICD-10 原版书籍的编码技能接近于零。

4.知识匮乏

ICD-10 融入了很多知识是一个知识性很强的专业,涉及医学知识、临床知识和编码规则理论。国际疾病分类与临床工作紧密结合,但是在医学教育中却没有这门课程,医师不了解 ICD 对于诊断书写的要求、主要诊断选择规则不清楚,而编码人员要面对所有临床科室的疾病诊断进行分类编码,知识匮乏常常造成分类编码的错误。

(三)疾病分类编码是医保费用理赔的依据

按病种管理医疗付费以来,由于屡屡出现疾病编码错误,广西柳州市医疗保险中心 2005 年在处理医疗费用的理赔达到了非常困难的境地,患者、医院、医保中心都不满意,为解决这一难题,柳州市医保中心从解决编码的准确性入手,邀请中国医院协会病案管理专业委员会进行疾病分类 ICD-10 的培训。

(1)组织全区 51 家医院,医院院长、医师、编码员进行 ICD-10 基础知识培训,包括疾病主要诊断的选择,疾病和手术操作名称规范书写。

(2)加强医院数据的一致性。整理与规范疾病和手术编码数据库,全市统一使用。

(3)在提高编码人员编码水平的基础上进行编码技能水平考试,要求各医院必须配备有考试合格的人员从事疾病编码,否则,医院不能接受医疗保险患者。

2008 年 4 月柳州市医保中心,邀请病案管理专业委员会进行疾病与手术分类编码检查,通过对 2007 年 5 365 份病案编码质量检查,结果表明医院配有通过水平考试的编码员分类编码错误率很低。编码员没有通过系统学习,疾病分类编码库没有及时维护的医院,编码错误率可达 50% 以上。几年间柳州市经过 5 次举办培训,大大提高了疾病和手术分类的编码水平。北京市医疗保险事务管理中心也将编码人员水平考试列为医院考核的重点。

自 2005 年 8 月—2010 年 11 月,病案管理专业委员会多次举办 ICD 培训班,应各地相约在 15 个省市(包括北京)进行了 31 次编码技能水平考试,先后有 2 063 人次参加考试,经过答卷测试有 990 人考试及格,得到合格证书,通过率 47.99%。但还应理智的认识,通过考试的同志大多数只是刚刚踏过门槛,对于深入掌握 ICD-10 的理论、分类编码的原则以及难于分类编码的诊断还有欠缺,还需要不断加强学习,掌握更多的医学知识和疾病、手术最新的进展情况提高编码水平,为医改作贡献。为了巩固成绩不断提高编码人员水平,病案管理专业委员会在《中国病案》杂志设立继续教育测验栏目,要求考试及格人员按期答卷,每两年注册一次,每年达到继续教育20学分准予注册,否则资格被自动解除。

当前疾病分类和手术操作分类正在关系着国家的医疗改革的开展,关系着城镇社会医疗保险、新型农村合作医疗的开展,2010 年医疗工作试点开展的临床路径,都需要得到疾病分类编码的支持,国家医疗卫生统计数据也需要准确的分类编码。随着我国收费体制按项目收费走向按病种收费的改变,各方面对疾病分类和手术分类及其编码的准确性要求更高,病案管理专业成为"患者-医疗单位-医疗付费"之间的桥梁,需要更多的高素质人员。病案管理专业委员会在中国医院协会的领导下,适时地开展了 ICD-10 编码技能水平考试,培养锻炼了一批具有较高能力的疾病分类编码人员,疾病分类的编码水平确有提高,适应了国家医疗改革之需,中国医院协会给予编码技能水平考试的支持实为医改之需,明智之举,得到各方面支持和认可。

二、医师索引

医师索引主要来源于病案,由病案科将每个医师医疗工作的情况进行分类登记、收集整理而成。这是考核全部医务人员医疗工作业绩、医疗质量、专业素质、进行梯队建设的重要信息资料,其他部门无可取代,也是病案管理部门具有行政管理职能的体现。

(一)内容

医师索引主要包括医师姓名、工号或代码、职称、科别、日期、接诊患者的病案号、手术患者的病案号、备注等。

(二)作用

医师索引主要用于医师的工作量统计,包括接诊门诊患者数、治疗住院患者数、参与手术数等,可为考评医师业绩、医疗质量、业务水平、职称晋升提供依据。

三、患者职业索引

患者职业索引的目的在于研究疾病防治与患者所从事工作的关系。许多疾病与大自然、工作环境、有害物质接触、空气污染等关系密切；人们从事的工作、工种与接触的环境有害物质直接影响人们的健康，如接触粉尘作业、化工作业、射线接触的工作人员皆为易感人群。职业索引可为职业病的防治、流行病学研究及其他科学研究提供信息。

患者职业索引信息主要来源于病案首页内容，因此要保证索引数据准确，病案首页患者职业的采集必须详细、准确，不能只是简单填写干部、工人等，应该填写具体职业，如清洁工、电工、化工厂工人、教师、会计、护士等，通过职业了解其与疾病的关系。

患者职业索引以各种职业建卡，登记罹患的疾病及该患者的病案号。

四、患者来源索引

通过患者来源了解医院的工作及服务范围，主要是外地与本地患者来源情况，外地患者越多，说明医院医疗质量越高，声誉越好。结合患者的疾病谱可了解地区的疾病发生情况，对多发病、流行病进行重点的调查防治，防止疫情蔓延。对此，卫生行政部门对医院患者的来源情况非常关注。

患者来源信息也是通过病案首页信息获得，因此病案首页中患者户口所在地信息需要填写详细、准确。以地区名称建卡，登记该地区就诊患者的病案号。

病案资料各种索引的编制，通过完善的医院计算机病案首页信息系统进行信息组合均可完成，替代了原有大量的手工操作，病案信息的电子化是病案管理发展的必由之路。

第五节　随诊管理

医院的随诊工作是医疗信息收集的前伸与后展，是完整收集医疗信息的必要步骤，是一项与医院的医疗、教学、科研活动密切相关的重要工作。它弥补了患者到医院前的健康信息和患者出院后的疗效信息收集不足的状况，对医疗、科研、教学工作有重要的支持作用。

随着医疗制度改革的深入，基本医疗、社区医疗的建立为患者的医疗创造了更为良好的医疗环境，也为医院开展便捷的随诊工作提供了一条好的途径。

一、概述

(一)随诊工作的概念

医院根据医疗、科研、教学、管理的需要,与接受治疗和出院后的患者保持联系或预约患者定期来医院复查,对患者的疾病疗效、发展情况继续进行追踪观察所做的工作称作随诊。传统的随诊方法是医务人员到患者家中访视或发函调查了解病情,追访医疗服务效果、给予健康指导,故又称为随访。简单地说,随诊是医院在患者结束医院内的诊治工作之后,继续对患者追踪、查访的活动。

(二)随诊工作的目的

(1)医院开展随诊是医院医疗、科研、教学、管理活动中一项重要的工作。限于条件的限制,在医院诊疗期间医师们主要关心患者诊断治疗的现阶段情况,以前的病史作为医疗的参考。出院后患者的情况只能通过随诊来了解,通过患者的书面反映或来院检查,给予其健康指导。开展随诊工作可以使医师获得患者的全面信息,通过对随诊资料的总结分析,达到如下目的:①对患者进行继续医疗和恢复健康给予指导。②验证医师的诊疗方法是否正确、恰当,总结医疗经验,避免或减少今后的误诊、漏诊,提高医疗水平。③观察患者的健康状况及近期、远期的治疗效果,研究发病原因,追踪病情变化。④探索疾病发生、发展的规律,提高医疗质量和发展医学科学、保障人民健康。⑤改善工作和服务措施,加强医疗质量管理,更好地为患者服务。

(2)根据医学科学的发展规律,病案信息管理人员协助医师全面、系统地收集患者信息,使医师们掌握各种疾病发生、发展和消失的规律,达到提高医疗质量和发展医学科学的目的。病案信息管理随诊工作的目标是:①建立科学的随诊管理体系,能够准确地建立随诊目标(患者)的各种可靠联系方式,提示随诊时间、内容及相关事项。②及时、准确、完整、安全地获取患者有关的康复信息。③及时、准确、完整、安全地传递医师对患者的指导和约诊信息。④协助医师整理、统计、分析随诊资料。⑤为管理部门收集、整理、提供随诊资料。

随诊是一项不可忽视的工作,是医院全面质量管理的重要环节。一份完整的病案应该包括随诊记录,有了随诊才能对各种疾病的诊治形成一个连续、完整的过程。患者通常在发病期来医院就诊、检查和治疗,这只是某种疾病发生过程的一个阶段。在这一阶段中,医师对其进行了比较全面的检查、诊断和治疗,有的患者痊愈了,有的病情好转了,有的患者则疗效不明显甚至病情恶化,在此阶段的诊治过程中,医师对该疾病的发生、发展以及患者接受治疗的效果能够有准确的了解,并全部记录在病案中。但是对患者治疗后的远期疗效、病情变化、发展趋势及原因等,医师则需要通过对患者的随诊获得相关信息,在随诊的过程中了解患者出院后的病情变化,并对疾病的治疗给予必要的指导和建议,或约请患者按期来院复诊。例如:一位癌症患者经确诊后,回到当地进行放疗,一段时间后医院通过随诊了解到患者出现了放疗并发症的早期症状,及时给予指导,减轻了患者的痛苦,控制了放疗并发症的发展,并为放疗并发症的预防方法积累了资料。不仅如此,当患者治疗中断或查出病情而患者没有来医院的情况下,为了使患者及时得到诊治,可以通过随诊工作及时通知患者到医院诊治,从而达到保障人民健康的目的,由此可见医院随诊工作的必要性及其重要性。

总之,随诊工作首先是为了患者的利益,在为患者做好服务的前提下通过随诊实现病案资料的完整,为进行科研、教学积累资料,为了医学科学的发展需要,不断提高医疗水平,医院应重视和发展这项工作。

二、随诊工作的种类

(一)医疗保健性随诊

医疗保健性随诊是对特定的群体进行有关保健项目的观察和访问,了解他们的健康状况,掌握发病、患病和死亡的情况。一般多采用定期健康检查的方法,如对员工的定期检查或进行家访和信访,以取得随诊资料。

社区居民在社区医疗中心建立医疗保健系统,对本地区居民的健康和疾病情况进行登记,并定期进行体格检查,对有关医疗保健项目进行观察访问,从而了解本地区居民健康和发病情况,掌握本地区某一疾病的发病率和病死率。这些都属于医疗保健性随诊。

(二)预防保健性随诊

某些工种的工作人员长期接触有害物质,处在有害环境中。对这些职工定期进行健康检查、监测和长期随诊,以了解他们的健康、发病和患病情况。如对于从事放射线、粉尘工作以及化工作业的职工,通过定期随诊,进行流行病学调查,对致病因素提出预防性措施和改善工作环境的建议,以达到消除病因的目的。

(三)研究性随诊

当患者结束医院内诊断治疗后,为了证实诊断和观察疗效,需要对出院患者进一步了解,称之为研究性随诊。这也是医院开展随诊工作的常见出发点。研究性随诊又可分为以下两种。

1.诊断性随诊

一般多用于医院的医技科室,主要目的在于对已经做出的诊断报告做进一步的核实,以辨明诊断的正确程度。活动开展过程中,对医疗技术部门的检查报告单与临床病案记录进行核查、核实诊断的正确程度,必要时邀请患者来院复查,总结经验教训,改善检验技术,以提高诊断水平。

2.疗效观察性随诊

疗效观察性随诊是指患者在结束医院内诊断治疗后,医院继续对其病情的发展进行追踪观察,以了解患者的治疗效果特别是远期疗效和疾病的发展趋势,通过随诊取得患者治疗后的信息资料,供临床总结分析。

三、随诊工作的方法

医院患者治疗后随诊的范围应根据医院的医疗、科研、教学和管理任务而定。综合性医院科别多,病种复杂,涉及面广,进行全面随诊工作量大,既无必要又有一定的困难。因此可根据医院工作的重点,结合各科专题选择性确定随诊病种的范围,没有必要对所有患者进行随诊。专科医院的随诊可选择与专科疾病有关的病种列入随诊范围。

(一)常规随诊

常规随诊又称定期随诊,是医院和临床科室根据医疗、科研、教学、管理需要,事先确定对某些患者或某些疾病患者进行长时间或限定时间的定期随诊。随诊管理人员凡遇到规定的病例都要建立随诊登记,按规定对患者进行随诊,称为常规随诊。

常规随诊的范围可根据医院医疗、科研的重点,由医院和临床科室确定对某一病例进行随诊,随诊时间和间隔随诊的期限由临床医师决定。对某些罕见的病例、疑难病例、慢性病或肿瘤等疾病也可终生随诊,以了解疾病的全过程及患者的生存时间。

1.常规随诊的工作方法

现代的随诊操作一般都是使用计算机协助,可以利用计算机信息共享的功能,节省信息采集时间,提高信息的准确性和一致性。另外,由于计算机的功能强大,可以设定一些条件,自动提醒需要随诊的患者、时间及内容。甚至可以通过计算机自动向患者的电子信箱发放随诊函。由于计算机的逻辑操作基于手工操作,因此为了更清楚地说明操作方法,仍采用手工的方式进行说明。

随诊操作首先是由随诊组负责制订常规随诊卡片和随诊年月活动卡片。

随诊卡片使用方法：①每个确定随诊的病例，需填写一张常规随诊卡片；②将卡片按病种及特殊治疗项目等进行分类；③设置随诊病种的指引卡，将各种疾病的随诊卡区别存放于指引卡后；④各种疾病随诊卡片按病案号顺序排列，置于卡片柜中。

随诊年月活动卡：每个确定随诊的病例填写一张随诊年月卡片，以保证按期随诊。各种疾病的随诊年月活动卡片，按照准备进行随诊的年、月时间顺序放于卡片柜中。

2.操作顺序

(1)根据随诊年月活动卡，按期进行随诊。

(2)区分随诊病例是本地患者还是外地患者。

(3)对本地患者，通知其按期来医院门诊复查；给外地患者发随诊调查表进行信访或通信咨询。

(4)将随诊日期及结果，简明扼要地记录于常规随诊卡片上以及病案内随诊记录中。

(5)抽出随诊活动卡片，记录本次随诊日期，并将卡片移置于下一次应随诊的年月活动卡片档案内待用。

每次进行随诊前，随诊人员应调阅病案，如发现患者已在近期来医院门诊复查或已寄来信件，并且情况已符合随诊内容要求者，可以将其计算为一次随诊，即不必再次发信或通知患者来院复查，避免造成人力、物力上的浪费，给患者带来不便。

(二)专题随诊

专题随诊又称临时随诊，是指在指定的时间内对某一题目或所选定的病例进行一定范围内一次性的普遍随诊，并限期完成。其特点是对随诊的时间性要求强。医院工作中经常开展的专题随诊有行政专题随诊和医疗专题随诊(随访)。

1.行政专题随诊

医院为加强医疗行政管理，了解患者对医疗服务的满意度，经常征询患者对医院医疗服务的意见而开展行政随诊。如：对某一时期内来本院就诊的患者进行调查，了解其对医院、社区、医疗保健部门内医务工作者的意见，对医疗、保健方面的要求，以便有针对性地制订有关管理条例，并以此作为对医疗工作评价、改善医疗作风和医疗条件的依据。开展行政专题随诊及随诊资料的使用者通常为医疗行政部门,如医院的医务处(科)、院长办公室、门诊办公室、营养部等,或卫生行政部门。随诊调查的对象可以是患者或患者家属,常限于本市、本地区的患者。

2.医疗专题随诊

医疗专题随诊主要是医院的临床科室和医技科室,为某项临床工作总结或科研课题调查进行的随诊。通过随诊调查了解某种疾病的临床诊断技术和治疗效果,患者的愈后和远期疗效,某种手术、药物疗效观察以及医技科室检查实验诊断报告的准确率,以此总结经验或进行某项专题研究。

开展医疗专题随诊的主要对象是在医疗单位接受诊疗的本地患者及外地患者,必要时可通过患者的家属或亲友进行随访。进行专题随诊必须做好下列工作:①有关科室应向随诊组提供本次随诊的目的,随诊范围、对象和期限。②提出随诊的科室要与随诊组共同设计好专题随诊表,表格内容应切题明确,文字通俗易懂,便于被调查者填写,使之利于收集整理。③随诊组所执行的专题随诊,应经有关领导审批同意后方可开展工作。

四、随诊工作的方式

医院开展随诊的方式有5种:请患者来医院门诊随诊;通过填写调查表开展信访随诊;对来院检查有困难的患者进行家访随诊;对多次信访无反馈者委托当地机构或医疗组织代随诊;电话及电子邮件进行随诊。

(一)门诊随诊

门诊随诊是约请患者到医院门诊就诊,随诊组通过门诊就诊记录获取随诊资料,这种方法适用于居住在本地区且有条件来医院门诊进行复查的患者。

门诊随诊的患者数量大,特别是综合性医院设有很多专科、专病的科室及门诊。心血管病、肿瘤病、妇产科、口腔科、整形外科等专科医院几乎对所有接受治疗的患者都要进行随诊,随着时日的延长,随诊的病例数量亦随之增长。不论是专科、专病门诊,还是专科医院,门诊随诊都要完成两个任务:对来院随诊的患者了解其康复的情况,在门诊进行检查、治疗,指导患者的健康生活;为每位来院随诊的患者做好随诊记录。

门诊随诊需注意做好以下工作:①随诊组要有计划地通知随诊的患者,按预约时间到医院指定的门诊复查,并规定医师记录随诊情况。②随诊组对预约随诊患者的病案进行调阅检查,以了解患者的随诊情况,若发现患者没有按期来院随诊,要主动再次函请患者,以达到门诊随诊的目的。③医院的医疗任务较重,为保证门诊随诊工作的顺利开展,各临床科室应每周安排固定时间指定专人接待被邀的随诊患者,并做好随诊记录。④医院要为来院随诊的患者提供方便的就诊条件,如挂号室、病案科、门诊服务台等,给予患者就诊的便利。也可考虑给予约请来院随诊的患者免收挂号费的优惠。

(二)信访随诊

信访是随诊最常使用的传统方法。信访的调查内容应由申请随诊者设定,由表格委员会审核并协助设计印刷。

1.信访随诊的对象

(1)接受治疗或出院后的外地患者,不便于请他们来门诊复查。

(2)患者虽居住在本市,但不需要患者到医院复查,或因行动困难不便来医院检查者。

(3)因科研专题的需要,在短时期内总结某种疾病的资料所涉及的患者。

2.信访对随诊工作的要求

(1)对常规随诊的信访患者,随诊组要坚持按时发信。

(2)患者不能按期寄回信访报告时,应反复发信,直至获得患者反馈的信息。

(3)在得不到患者或家属的反馈时,可通过其他渠道进一步了解患者的有关信息,应力求将随诊的失访率降到最低水平。

3.开展信访随诊的方法

(1)某一课题在确定开展信访前,随诊人员需与课题组负责人制订随诊信函或随诊调查表,表格内容要切题明确,文字通俗易懂。寄发的调查表要字迹清晰地填写患者的姓名、病案号。

(2)随诊信中要礼貌地请患者或患者家属将随诊调查表清楚详细地填写,并嘱其及时寄回医院随诊组。

(3)随诊信件、随诊调查表(报告单),应装入专用信封寄出。并附回信的专用信封及邮票,尽量减轻患者的负担。

信访是随诊工作中十分重要的手段和方法,其收集的资料范围广,并可长期保持对患者的跟踪随诊,取得完整的病案信息资料,保证存贮病案的实用价值。

4.开展信访随诊用品

(1)信封:需准备两种不同的信访专用信封,一种是寄给患者信件用的印有医院名称的信封。另一种是供患者寄回随诊调查表的专用信封,在信封上印好医院的名称、详细地址、邮政编码。

（2）信访调查表：住院患者随诊登记表；发给患者的随诊信函；请患者填写的随诊调查报告单；发给患者家属的表示慰问哀悼的信函；发给委托单位代随诊的信函。

（3）请患者复信的邮票，随诊调查报告的设计要求：①设计上，随诊调查表的设计要突出调查重点，简明扼要，由各临床科室的主任医师依照不同病种及诊治的特点，以口语化的问题形式列出，以利患者填写。②文字上，所涉及的文字内容，应避免使用医学术语，力求深入浅出，通俗易懂，便于患者理解，使之能够尽可能的填写完整、准确。保证随诊调查报告的质量和随诊资料的使用价值。每个调查表都必须印有医院名称、患者姓名、病案号的项目。

5.信访随诊工作操作常规

在医院随诊工作中主要是采用信访随诊方法。随着时间的推移，随诊病例的日益增多，信访随诊的工作量不断加大，为了有序地做好信访工作需要制订工作常规：①按随诊年月做活动卡的登记，以约定的随诊日期排列，将到期需信访的病案取出。②按病案号、患者姓名、通信地址详细填写在随诊信函的表格及信封，然后寄出。③对已通知但未作出反应的患者，或随诊信被退回者，应再详查随诊记录，并再次发信。④反复发信未能奏效者，可向患者的工作单位、居住地区的居民委员会和公安派出所查询，或与患者在其他治疗的医疗部门联系，最大限度地争取获得患者的信息。⑤在随诊时了解患者已故，在不明其死因和死亡日期的情况下，应及时向患者家属发出慰问哀悼信和病故调查表，以便进一步了解情况。⑥注意分析死亡原因是否与原所患病有关，以便在进行随诊统计时区别计算。⑦要将死亡患者的随诊卡片抽出另存，病案封面及随诊记录中明显标记患者死亡，以示停止随诊，防止因工作误差造成人力、物力上的浪费及给患者家属增添痛苦。⑧对患者寄回的信函或调查表要在随诊卡片上登记，患者的回函请负责随诊的医师阅后归入病案内保存。将随诊年月活动卡片移至下次随诊时间栏内。

（三）家访随诊

家访随诊是由随诊人员、医师或由随诊组的人员及医师联合到患者家中，深入了解患者治疗后疗效、目前患者的健康状况等，进行笔录或填写表格，以取得患者随诊的信息资料。特别是社区医疗工作的开展，社区医务人员深入患者家中进行医疗保健，对患者所患疾病按期随诊访视，它体现了国家和医务人员对患者的照顾与关怀。医院可利用社区医疗中心搭建信息沟通的平台开展随诊，提高随诊的成功率。

1.适合家访随诊的条件

(1)居住在本市,有医疗需要但又行走不便的患者。

(2)由于某种特殊原因,接受医院门诊随诊及信访随诊均有困难的患者。

2.进行家访随诊的意义

(1)可直接深入、全面地了解患者的病情及其他健康状况,并及时给予指导,帮助患者解除病痛。

(2)可以大大地降低随诊失访率,体现社会对患者的关怀,给患者以温暖,是随诊中不可忽视的一种方式。

(四)委托当地机构(或医疗组织)代随诊

对随诊失访的患者采用委托当地机构(或医疗组织)代随诊,这是一种信访的特殊方式,以人文关怀构建和谐社会的观念企盼找到失访者。随着改革开放社会经济的发展,城市改造、居民搬迁、人口流动加剧,患者原有住址变更,用原址寄发的随诊调查表往往不能到达患者手中,为减少随诊的失访率,求助于与患者有关的单位,获得新的线索后再寄发随诊信件。

采用代随诊办法的条件:经信访随诊方式反复发信后,始终得不到答复而又无法进行家访者。

可以协助医院代随诊的机构:①患者的工作单位。②工厂、企事业等单位的医务室、医务所等。③患者居住地的当地的医疗机构(如患者的合同医院、保健所、社区医疗单位等)。④患者居住地的街道办事处。⑤患者居住地的公安局派出所等。

请求有关机构协助进行代随诊与信访随诊方式类似。除要求委托的机构代为填写一份随诊的表格外,还必须给受委托机构写一封措辞礼貌的协助随诊邀请函,从而达到随诊的目的。

(五)电话、电子信件随诊

近年来,随着通信现代化的发展电信设备已经普及,利用电话及电子信件随诊,更有利于工作的开展,通过电话可迅速、直接与患者交谈,缩短了医患之间的距离,使患者感到更亲切,能更加清晰地了解患者的情况写出随诊记录。但电话随诊容易出现信息传递误差,甚至不够尊重患者,因此与患者联系时应谨慎。

对拥有现代通信设备的患者更容易通过电子邮件了解患者的现状。利用现代化的电子通信设施进行随诊,不论是在本市还是在外地,都能够从患者那里迅速取得随诊信息,从而减轻工作和经济负担。由于电子邮件随访具有方便、快捷以及信息传递准确率高的特点,因此它将成为随诊工作的发展方向。

为了利用现代化通信设备开展随诊工作,医院应为随诊组配备专用电话和电子计算机并接通宽带网,以便向患者进行调查获得随诊资料。患者在办理住院登记时,病案管理人员需注意收集患者的联系电话、电子信箱等信息。

五、随诊的组织工作

随诊组织的建立不限于有研究教学任务的医院,所有医院均应建立随诊组织。做好患者随诊不但有利于医疗、教学、科研、管理等以提高医疗服务质量,而且还有利于建立和谐的医患关系,增强患者对医院的信任度,提高医院在医疗市场中的竞争力。随诊工作必须得到医院领导的重视和支持,配备足够的人员与必备的物资;同时也必须得到临床医疗科室和其他医疗技术科室的密切配合协作,有关人员负起责任才能很好地开展工作。因此随诊的组织工作格外重要。

(一)医院对开展随诊的责任

1.组织协调

随诊工作的开展涉及医院内很多部门,医院应做好组织协调工作,制订随诊工作制度并检查监督执行情况。

2.相关费用的支付

随诊工作特别是信访需要较多的经费,无论是信访、家访、电话、电子邮件随诊还是随诊信息系统的开发,物资所需费用均应由医院负责,以保证随诊工作的顺利开展,而不应增加患者的经济负担。

(二)对临床医师的要求及责任

随诊工作在医院内的主要服务对象是临床科室的医师,为临床收集患者愈后的各种信息,通过对患者信息的总结分析,不断提高医疗诊断水平,从而更好地为患者服务。

1.患者入院时

要求临床医师应具备随诊工作的基本知识,在患者入院后询问病史和记录病历时,应注意核对随诊记录,必要时应增加一些可供随诊联系的患者亲友及通信处,为今后的随诊工作做好准备。

2.患者出院时

根据情况填写随诊计划,即填写病案首页随诊计划中的各项内容(随诊的时间等),以便随诊组的工作人员按要求做好随诊计划和工作安排。

3.患者随诊时

开展随诊工作的临床科室,应有指定医师负责患者的门诊随诊,并做好随诊记录,而且每周有固定的随诊时间。

无论何时随诊都需要征求患者的意见,必要时要做患者的工作,以得到他们的支持和理解。

(三)住院处对开展随诊工作的责任

住院处是收集患者随诊信息的前沿,住院处的工作人员也应具备随诊工作的知识,在为患者办理入院登记手续时,应负责请患者或家属填写住院随诊登记表并给予填写指导,以保证内容填写准确齐全,字迹清晰。

(四)病案管理人员的责任

随诊是病案管理工作的组成部分之一,随诊记录可使原有的病案信息更加全面完整,每个病案管理人员要认识随诊在病案管理中的重要作用,应与医院内有关单位建立良好的协作关系。同时从关心患者、爱护患者出发开展随诊工作,与患者建立良好的友谊,完满地获得患者的随诊信息。

1.建立病案时

患者在门诊建立病案时,应注意将病案首页中患者身份证明的各项内容填写齐全、准确、清楚,这是进行随诊工作的基础资料,以利今后开展随诊工作。

2.收到随诊信件时

对于患者反馈的随诊信件和调查表,都要按时归入病案。

3.对外接触时

由于随诊工作需要对外接触,因此病案科应以"随诊组"的名义与患者及有关部门联系,这样开展工作比较方便。

(五)随诊工作人员的职责与要求

1.确定随诊病种和随诊方式

随诊组要负责对医疗、教学、科研和管理所需要的病例进行随访,根据医疗、教学、科研和管理的要求确定随诊病种、病例和随诊方式。

2.建立各项随诊登记

准确记录通信地址、随诊日期、随诊方式以及患者反应。

3.制订调查表

根据病种随访重点的要求,与科研人员商定并印出问卷表格,按时寄给患者,请其答复并寄回,患者的答复文件,应转交有关医师阅后及时归入病案内存档。

4.及时掌握工作动态

要与各科负责随诊工作的医师、部门保持联系,掌握各科的工作动态。

六、随诊资料的应用

医疗技术水平的提高在于医疗实践经验的积累和经验的不断总结。经验总结应以临床实践全过程的科学资料为主要依据。而随诊工作恰恰提供了患者接受治疗及出院后的情况资料,经过长期随诊,可以掌握患者诊疗后的病情变化及远期疗效,并且通过对随诊资料的分析总结,提高资料的科学性,从而获得更为全面、可靠的资料。特别是对提高医疗水平有较重要的参考意义。

(一)随诊资料的应用

1.医院行政部门

医院行政部门可以通过随诊调查患者对医院医疗服务的意见,根据收集的资料进行总结,有针对性地制订相关管理条例,改善医院管理,评价医疗工作,改善医疗作风和医疗条件。

2.临床科室

临床科室通过对随诊资料进行分析总结,不断提高疾病的诊断和治疗水平,更好地为患者服务。下面就两种疾病的随诊情况,说明随诊资料的应用效果。

例一:某医院外科利用病案总结 26 年(1949—1975 年)1 250 例胃癌的临床手术治疗的手术类型和患者的生存率,对其中的 1 080 例手术患者做了随诊,共访到 803 例,随访率为 76.9%,其中做了切除手术的患者 703 例,访到 578 例,随访率 82.2%,通过对两种不同手术类型的随诊分析,得出如下结果。

胃癌姑息手术后的生存率:①仅进行剖腹探查术的病例,平均生存时间为 6.2 个月。②进行短路手术的病例,平均生存时间为 7.2 个月。③姑息性胃切除术的病例,平均生存时间为16.4 个月。

根治性胃切除术的随访病例统计结果:5 年生存率为 35.7%,10 年生存率为 31.0%,15 年生存率为 22.0%,20 年生存率为 21.4%,25 年生存率为 11.0%。根据上述随诊病例分析,并以胃切除术后生存期20 年的病例进行统计,结果说明:癌肿的大小,手术类型均与生存率有相关性。①远侧切除术的愈后较好:往往在肿瘤较小的情况下,手术切除的范围较大,切除的部位距肿瘤相对较远,因此愈后效果较好。②附加脏器的切除术愈后效果次之:往往是因为肿瘤细胞已转移到其他脏器,在可能的情况下,将转移的肿瘤与脏器一起切除;而肿瘤细胞已有转移者,愈后不太好。③近侧切除术的愈后居第三位:由于癌肿已经较大,不可能行远侧切除术,其愈后很差。④全胃切除术的愈后最差:由于癌肿几乎占据了整个胃,只好将胃全部切除,此时人的正常生理功能已完全破坏,因此全胃切除术的愈后是最差的。

例二:某医院对1956—1973年719例食管癌手术切除后的患者进行了长期随诊,经统计分析得出以下结论。

从食管癌切除术的远期生存率,说明该疗法的效果:①随诊3年,生存率为37.8%。②随诊5年,生存率为29.4%。③随诊10年,生存率为20.8%。

分析不同阶段的食管癌外科治疗,得出治疗的进展情况。根据手术年份的随诊,将前10年(1956—1965年)和后8年(1966—1973年)分为两个阶段,并进行远期生存率的统计对比,得出以下结论:后一阶段的3年生存率为52.6%,5年生存率为43.2%,分别比前一阶段的生存率高。后一阶段生存率提高的原因与近年食管防治知识的普及、患者就医早、手术切除范围广等因素有关。

统计分析影响食管癌远期生存率的因素,并将其资料作为改进今后治疗工作的依据。例如:①随诊统计表明癌瘤部位低者,其手术效果较高位者为佳。②食管癌的长度与手术切除后生存率有相对关系,癌瘤越短,远期生存率越高,随诊发现肿瘤3 cm以内者远期生存率最高。因此在选择患者,估计效果方面,以食管下段小的癌瘤手术效果最为理想;食管上段或较长的食管癌手术效果欠佳,以采取放疗为宜。③癌瘤侵犯食管壁的深度与手术切除后的生存率有重要关系。癌变局限于食管肌层内的随诊生存率明显高于癌变累及全层并向外侵犯者。④食管癌没有淋巴结转移是决定手术愈后的重要因素之一。无淋巴结转移者的远期生存率高2～3倍,差别极其悬殊。⑤食管切除断端无癌细胞残留与有癌细胞残留的差别显著,断端无癌细胞残留者的随诊远期生存率比有癌细胞残留者约高1倍。说明了手术范围尽可能扩大以及手术彻底的必要性。

随诊死因分析说明:中、晚期食管癌切除后的死亡原因绝大多数与食管癌本身有关。经过长期随诊已知死亡且死因明确者有358例。其中死于癌复发者104例,占29.1%;死于癌转移者216例,占60.3%;二者合计占89.4%;38例死于其他原因者,仅占10.06%。

上述的随诊结论说明患者早期治疗的必要性、重要性。说明随诊在医疗科学方面的重要作用,说明用随诊方式观察出院患者远期疗效以及各阶段的客观规律的重要意义,因此做好随诊工作,不断提高随诊率以获得全面的科学资料,是做好临床医疗、教学、科研、管理以及提高医学科学水平的基础。

(二)随诊统计

各种信息资料只有通过统计分析才能说明事物的发展情况,随诊统计不但能为医疗、教学、科研、管理提供重要数据和分析调研结果,也是检验随诊工作本身质量的依据。

1.反映随诊工作的统计

随诊工作统计是对随诊组工作数量与质量进行评价的依据。随诊工作数量的统计包括某时期内常规随诊例数、专题随诊例数、家访随诊例数、接待来访例数、摘写病例摘要例数和处理患者信件例数等。随诊工作质量的统计主要是对随诊率的高低进行评价。其统计计算方法如下:

$$随诊率=\frac{(期内应随诊例数-失访例数)}{期内应随诊例数}\times100\%$$

(期内随诊例数是应该随诊的病例数,不是发信次数)

$$随诊失访率=\frac{期内失访例数}{期内应随诊例数}\times100\%$$

随诊工作开展得较好的医院,随诊率一般不低于95%,某些疾病的随诊率可达100%,而随诊失访率为"0"。

2.疾病随诊的统计指标

疾病随诊情况统计是对疾病经过某种方法治疗后远期疗效评价的重要依据。只有长期随诊观察某种疾病的疗效,才能获得不同时期患者生存率的信息资料,从疾病疗效生存率的统计分析,对治疗方法的远期疗效作出不同的评价。随诊疾病的统计方法如下:

$$某种疾病期内生存率=\frac{某种疾病经过治疗,期内随访生存例数}{某种疾病期内实际随诊例数}\times100\%$$

$$某种疾病期内死亡率=\frac{某种疾病经过治疗,期内随访死亡例数}{某种疾病期内实际随诊例数}\times100\%$$

"某种疾病经过治疗,期内死亡例数"不包括其他病因的死亡例数。

第四章

人事档案管理

第一节 人事档案的含义与性质

一、人事档案的界定与含义

关于人事档案的界定,学者们虽然存在不同的表述,但对人事档案核心问题的把握是基本相同的。学者们关于人事档案的界定主要反映了人事档案的形成主体、大致内容、作用及其属概念。结合当代人事档案发展的时代特征以及学者们的观点,我们认为,人事档案是在组织人事管理活动中形成的,经组织审查或认可的,记录、反映个人经历和德能勤绩的,以个人为单位立卷归档保存的文字、音像等形式的档案。简言之,人事档案是记录和反映个人德能勤绩等综合情况的,经组织认可归档保存的档案。

根据上述界定,人事档案主要有以下几个含义。

(一)人事档案的概念

人事档案的概念是档案,也就是说档案是人事档案的上位概念,人事档案是档案中的一种专门档案。认为它的属概念是材料或是历史记录都不够准确。

(二)人事档案的本质

人事档案的本质是人员经历和德能勤绩等原貌,而不是其他方面。

(三)人事档案的记录材料

人事档案的记录材料即载体形式包括文字、声音、图像、照片等,由此形成了不同载体类型的人事档案。

二、人事档案的性质

性质是事物的本质,人事档案的性质就是指人事档案的本质。根据人事档案的界定,人事档案是国家档案的重要组成部分,具有一般档案的共性——原始记录性。但人事档案又具有个性,主要表现在集合性、认可性、专门性、真实性、机密性、权威性等方面。

(一)集合性

人事档案是以个人为单位、按照一定原则和方法组成的专卷,集中反映了一个人在不同时期或不同单位的政治状况、业务状况等全貌,卷内的每一份材料,都必须反映该人员的情况,不得夹杂或混入别人的材料,也不能将该人的材料肢解割裂,分散在不同的部门保管,以保证该个人档案的完整性。如果将一个人不同时期或不同问题的材料分散存放在不同单位或不同个人的档案里,肢解或分解了该人的档案材料,一旦组织上或单位需要系统了解这个人的情况,就如大海捞针,不仅工作量大,效率低,而且很难查全,甚至会漏掉重要的材料,以致影响对该人员的使用。因此,人事档案应是集合性的材料,应能集中反映某个人的历史全貌。

(二)认可性

人事档案材料不是杂乱无章的堆积,也不是任意放进去或编造的个人材料,而是经组织、人事部门认可的个人材料。人事工作的中心任务就是用人,要用人就应做到知人善任,因此组织、人事部门经常采取各种形式了解人员的经历、表现、才能、成果等情况,所有这些材料必须得到组织认可,不能随意填写和私自放入个人档案中。个人的学历、文凭等都应经过组织认定、盖有公章,而不能是伪造的。在市场经济条件下,有些人为了谋取个人私利,骗取钱财,伪造假文凭、假档案的事时有发生,但这绝不是科学意义上的真实的人事档案。

(三)专门性

人事档案是一种专门性的档案。专门档案是指某些专门领域产生形成的有固定名称形式以及特殊载体的档案的总称。人事档案是组织、人事工作专门领域形成的档案,其内容具有专门性,自成体系,人事档案反映人事管理方面的情况。人事档案具有专门的形式和特定名称种类,如关于人事方面的各种登记表格、考核材料等。

(四)真实性

人事档案的真实性有着特殊的含义,是指文件形成的真实性、内容上的准确性,凡归档的材料必须实事求是、真实可靠。这是人事档案之所以能真实客观地反映个人本来面貌的根本原因。真实性是人事档案的生命,是人事档案发挥作用的基础和赖以存在的前提。人事档案的真实性与一般档案的真实性有一些差别。一般档案从总体上来说是原始记录、是较真实可靠的,但并不等于档案内容是真实的或正确的。即使有些档案内容不真实或不正确,它还是表达了形成者的意图,留下当事人行为的痕迹,反映了当时的情况仍不失其为原始记录被保存下来。不能因为内容虚假和诬蔑不实的材料,就全部剔除并予以销毁,人为地造成历史上某一阶段或侧面的史料的空白。

人事档案内容的真实性直接关系到人事档案的使用价值,直接关系到组织部门对人才的评价、培养和使用,也涉及贯彻落实党的干部路线,还关系到个人的切身利益和政治前途。可以说,人事档案能为组织部门了解、选拔、任用干部和挑选使用人才提供依据,事关重大。人事档案的真实性,具体表现在凡归档的材料必须真实可靠,实事求是,完全符合该人的实际情况。常言道:"文如其人。"档案界则提倡"档如其人",这就是说,人事档案所记载的情况就应当是这个人真实情况的准确反映。由于人事档案是考察人、使用人的重要依据,要做到知人善任,选贤任能,用其所长除了直接考察了解其现实表现以外,还要了解该人的历史情况,考察其过去有什么经历,有什么专长,有哪些德能勤绩,这些均要依靠人事档案。如果人事档案不真实不可靠,组织管理部门怎么能凭它来正确地使用人呢?那就等于给组织管理部门提供了不真实、不准确的情况,就可能造成埋没人或错用人的严重后果。

(五)现实性

人事档案是由组织、人事、劳资等部门在培养、选拔和使用人才的工作活动中形成的已经处理完毕的具有保存价值的文件材料转化而来的,这些材料虽然已经完成审阅批办等文书处理程序,但它所涉及的当事人,绝大部分还在不同的岗位上工作、生产和学习要求人事档案必须反映人员的现实面貌。特别是市场经济条件下更注重人才的现实表现,人事部门在工作活动中为了考察和了解这些人员,需经常查阅有关人事材料,是现实人事管理活动的重要依据,因而具有很强的现实效用。

(六)动态性

人事档案的建立并不意味着人事材料归档的完成和收集工作的结束,也不是一成不变的。它是根据形势的发展和各个历史阶段对每个人才实际表现的记载不断补充内容的过程,处于不断增加的过程中,因此人事档案始终处于"动态"

之中。

人事档案管理无论是从检索工具的编制还是档案实体的整理以及人事档案信息的管理,都以其"动"而区别于其他门类的档案。一方面,人事档案涉及的个人大多数仍在各领域各单位从事社会实践活动,继续谱写自己的历史,这就决定了人事档案须随个人的成长不断增加新的内容,以满足人事工作的需要;另一方面,人事档案涉及的人员是不断流动的,调动、晋升、免职等情况经常发生,随之而来的是当事人工作单位和主管其人事档案的单位的变动。因此,人事档案一般是随人员的流动经常转递和流动,变换工作单位和管理部门。具体来说它的动态管理特征表现在以下 4 个方面。

1.递增性

人事档案最显著的特征是卷内档案材料呈递增趋势。一个人从家庭或学校走上工作岗位后,他的档案材料数量与其工作年限成正比。例如:转正定级、职务任免、工资晋升、入团入党、考察奖惩、职称评聘等,其材料与日俱增。

2.转移性

"档随人走"是人事档案的又一动态管理特征,逢人员调动、军队干部转业、学生毕业分配等,其档案都随人员转移到新工作单位。当代的流动人员档案管理,则往往集中在某个人才交流中心。即使是人员在流动,其档案也可以放在人才交流中心,这是人事档案管理的新办法。

3.历史波动性

一般而言,文书档案的卷内文件材料装订后其信息不再变动。而人事档案的卷内信息除了拥有递增性特征外,还体现为信息的历史波动性。例如:体现在职务和工资的升降方面:有的干部任职以后又免、撤、改职,免、撤、改职后又复原职;有的干部晋升工资后,因某种原因又降了工资;体现在工作单位的变动方面:有的人员调离原工作又调回,调回原单位后又调去别的单位等。所以,人事档案信息呈波动性或可变动性。

4.可剔除性

人事档案材料的动态管理特征还表现在可剔除性。一般档案材料自形成之后,不管内容是否与现实相符、是否有错误信息,都不能剔除,可以反映历史上各项工作和事情的发展原貌。但人事档案上面的内容过去是对的,现在看来是错的就应该纠正,应根据党和国家的方针政策,将那些历史上形成的已经失实和丧失价值的档案材料进行鉴定,经组织部门认定后及时剔除。

(七)机密性

人事档案中记载了个人的自然情况(姓名、别名、出生地、出生年月、家庭成员)、个人健康、婚姻状况、工资收入、政治面貌、业务成果、职务职称、奖惩情况、专业特长等各方面情况,其中有些涉及个人隐私。与其有关的重大事件、工作失误等内容,在相当时期内是保密的,不能对外开放,以确保个人权益和国家利益不受侵犯。人事档案及人事档案信息一般只能由组织人事部门掌握,并建立严格的保密制度,不得随意公开与扩散,特别是领导干部、著名科学家、知名人士的人事档案内容的机密性更强。

(八)权威性

正因为人事档案具有认可性、真实性等特性,因此人事档案内容具有较大的权威性,反映一个人面貌的材料,只有从人事档案上查阅才是最可靠、最权威的。特别是干部档案材料都是严格按照中央组织部颁发的《干部人事档案材料收集归档规定》的范围和要求建立的,需经组织人事部门审查认可、审查机关盖章,也需要本人签名盖章后才能归入人事档案中,不能随意填写和私自放材料到人事档案中。因而,干部人事档案材料一般都比较真实可靠,具有较大的权威性。

关于人事档案的性质,也有一些不同的表述。王英玮认为:"人事档案与普通管理性档案(文书档案)相比有诸多共性特征,如原始性、记录性、回溯性、知识性和信息性、部分档案内容的机密性、凭证性和参考性、定向积累性、有机联系性。人事档案和其他专门档案一样,也具有专业性、现实性、独立性、规范性、准确性。人事档案自身独特的性质主要表现为形成目的的特殊性、档随人走的动态性、记录内容的隐私性。"邓绍兴认为:"人事档案具有现实性、真实性、动态性、保密性、专业性、权威性"。何朋春则将人事档案的性质归纳为信息性、凭证性、政治性、真实性、机密性。这些不同的表述有助于我们深刻人事档案的性质,从而为人事档案管理工作提供有益的帮助。

第二节 人事档案的主要类型

人事档案是一种专门档案,属于国家档案资源的重要组成部分。就其本身而言,又可以从不同角度细分为不同的类型。我国的人事档案主要分为干部档案、工人档案、学生档案、军人档案四大类型。这种划分方法以个人的身份为依据,在计划经济时期一直占主流地位。随着政治体制与经济体制的改革,尤其是国家公务员制度和人才市场的建立,人员成分多元化,人事档案类型也越来越复杂,传统的分类方式暴露出一些弊端。因此,结合社会主义市场经济条件下多元化的人员成分进行合理分类,是非常必要的问题。

一、对传统人事档案类型的分析

我国传统人事档案中的干部档案,是按干部管理权限分属组织、人事、行政办公室等部门管理;工人档案属劳资部门管理;学生档案由学生工作部门管理;军人档案由军队人事部门管理。这几类档案中,干部档案是主体和核心,很受重视,其他类档案均是参照干部档案管理方式进行。这种管理体系在相当长一个时期内,对人事档案管理起到了一定作用。但是,随着我国社会主义市场经济体制的建立及国家人事制度的改革,传统的人事档案分类体系已不适应现代社会发展需要,许多弊端显现出来,主要表现在以下几个方面。

(一)概念含混,使用面过宽,范围不明确

过去,无论是机关,还是工厂、农村、学校、医院及科研单位,都普遍使用"干部"一词,凡是大专以上的毕业生,不管其从事何种工作,都统称为"干部"。只要成了干部,这个人便被划入财政供养的范畴,在工资、住房、医疗、养老、退休金等方面都有了终身的铁饭碗,有了一切生活保障,干部成了一个社会阶层身份或特权的象征。据统计,我国目前财政供养人员,即广义的国家干部,包括行政机关、党政机关和社会团体及财政拨款的事业单位工作人员,其数量总共为4 000多万人。由于"干部"一词的广泛使用,如此庞大的干部队伍反映到人事档案管理上,使得人事档案几乎等同于干部档案。因此干部档案的范围非常广泛,也备受重视。然而,我国推行人事制度改革和建立国家公务员制度后,干部的这种界限有了一定区别,干部应是现代法治国家行政者的概念,可能被行政官员和公务员等名称取代,"干部"一词也许会成为历史名词,许多人的身份和称呼会改变,如教师就是教师、医师就是医师、记者就是记者、演员就是演员、运动员就是运动员、编辑就是编辑,用不着在其前面冠以干部的名词和身份,他们的档案称为"专业技术人员档案"更合适。同时,国家实行干部分流转岗之后,中央及各级地方政府机关的人数分流一半,其档案亦不能完全按照过去干部档案的要求去管理。只重视干部档案而忽视其他人事档案的做法应得到改进。

(二)企业干部与工人档案分属不同管理体系

以前,企业干部档案和企业工人档案是实行分开管理,工人档案由劳资部门管理,干部档案由组织、人事部门管理。随着现代企业人事制度的改革,普遍实行全员劳动合同制,形成不拘一格选拔人才的用人机制和能上能下的干部制度;企业工资打破了干部与工人的界限,统一采用"企业技能工资制"或"岗位技能工资制";专业技术职称评审不完全按职工身份来定。这些变化使得企业干部与企业工人的身份界限日趋淡化,干部与工人的岗位可以互换。这些变化反映到企业人事档案管理中,使得干部、工人竞争上岗材料、聘用材料、专业技术评审材料、工资测评材料都成为干部和工人个人经历的记录,区分不出或不必再区分干部档案和工人档案也不需人为地将干部档案和工人档案按等级制实行分开管理,可以用一个中性名词如员工人事档案或职工档案来取代,无论其职位高低都是企业的一员,都可被平等的称为"员工"或"职工",所有员工的档案都应根据企业机构及人事制度改革的需要,实行统集中管理。这样既有利于企业机构深化改革,又有利于人事档案工作水平和效率的提高。所有员工的档案实行集中统一管理,节省人力物力,可以有条件配备专人及专用库房设备,便于对人事档案工作实行规范化、现代化管理。

(三)传统人事档案分类体系过于简单

干部档案、工人档案、学生档案都属于人事档案范围,但人事档案不仅仅只有这几类档案,除此之外,教师、医务人员、科技人员、新闻工作者、文艺工作者、运动员、军人、农民、个体人员、流动人员等人员的档案,也是我国人事档案的重要组成部分,应给予相应的位置,并根据其特点重视其管理与利用,而不应完全纳入一般干部档案管理系统。

(四)传统人事档案具体分类标准较单一

过去只有对干部档案的具体分类标准,一般分为履历材料、自传及属于自传性质的材料、鉴定材料、考核材料、政审材料、入团入党材料、奖励材料、处分材料、反映职务职称工资情况的材料其他材料等十大类。干部档案的这种微观分类体系,对干部档案管理是很实用的,可以反映干部历史与现实的政绩情况,其他类人事档案也可参照。但其他类型人事档案管理往往照搬干部档案分类标准,注重个人政治历史、社会关系、组织鉴定、政审等材料的归档,形成了重政绩轻业绩、重历史轻现实的现象,如关于个人业绩、贡献、近期科研学术成果、教学科研评估等材料不太重视。因此,不少人事档案中不能客观全面地记录和反映一个人的全貌,仅是只言片语或过去政治历史的反映,这种不齐全完整和不真实的人事档案,往往与现实之间有较大反差,甚至对个人的聘用、继续深造、晋升专业技术职务资格、人事调动等方面也有负面影响。

二、人事档案分类体系的原则与标准

现代人事档案分类体系可从宏观和微观两个角度来认识。宏观分类主要是指整个国家人事档案信息的大体分类体系以及管理渠道,微观分类体系是指根据人事档案所含内容和成分的异同,由人事档案文件组合成不同类别并构成的一个有机整体。

(一)人事档案分类体系的原则

无论是宏观管理体系还是微观管理体系的分类方法,其原则和宗旨是相同的,都要遵循科学性、逻辑性、统一性、伸缩性、实用性等原则。"科学性"是按照科学分类要求的排斥性,使上下位之间具有隶属关系,使同位类之间互相排斥,而不是互相包容,分类科学与否直接影响其他工作环节。如果分类不够严谨,有些问题模棱两可,互相包容、交叉,势必造成分类混乱,管理不便。"逻辑性"是划分后的下位类之和等于其上位类之和,类下划分的子类应互相排斥。"统一性"是在同一类系统内,依次划分等级的前后一致性,不能同时并列采用两种以上分类标准。"伸缩性"是指分类方案中可以增加或减少类目,以适应客观情况的变化。"实用性"是指在实际工作中能被使用,切实可行,适应各单位人事制度改革要求。

(二)人事档案分类体系的标准

人事档案是档案的一大门类,但就人事档案本身而言,它又可以从不同角度分为不同的类型。目前,主要从以下角度和标准对人事档案信息进行宏观上的划分。

第一,按工作单位的性质,可分为党政军机关人事档案、企业单位人事档案、事业单位人事档案、集体单位人事档案、流动人员人事档案。继续细分,党政军机关可分为党委机关、政府机关和军事机关;企业单位可分为工业企业、农业企业、商业企业,亦可分为国有企业、外资企业、合资企业、民营企业;事业单位可分为学校、医院、新闻单位、研究所、文艺单位、体育机构等。

第二,按职责和专业,可分为国家公务员档案(含比照公务员管理的单位、人民团体工作人员)、专业技术人员档案(包括工程技术人员、农业技术人员、科学研究人员、卫生技术人员、教学人员、会计人员、统计人员、编辑与记者播音人员、翻译人员、体育教练人员、经济人员、图书档案资料人员、工艺美术人员、文艺人员等十四类专业技术人员)、职工档案、学生档案等。

第三,按人员管理的权限,可分为中央管理人员档案、省(市、自治区)部管人员档案、市(地、州、盟)厅(局)管人员档案、县管人员档案、乡(镇)管人员档案、厂管人员档案等。

第四,按职务级别和专业技术职称,可分为高级人员档案(高级干部、高级职称等)、中级人员档案、初级(一般)人员档案。

第五,按人员政治面貌,可分为中共党员档案、共青团员档案、非党团人员档案或民主人士档案、无党派人士档案。

第六,按是否在岗的情况,可分为在岗人员档案、待岗人员档案、下(离)岗人员档案、离退休人员档案等。

第七,按照工作单位的稳定性与流动性,可分为工作单位固定人员档案和社会流动人员档案。

第八,按载体形式可分为纸质人事档案、磁质人事档案、光介质人事档案或电子化或数字化人事档案等。

另外,按影响程度可以分为名人档案(著名政治活动家、著名科学家、著名演员、著名运动员)、一般人员档案。还可以从另外一些角度,按不同标准进行分类,常用的、实际意义较大的主要是以上这些。

总之,掌握这些分类方法,可以了解各种人事档案的特点,对于做好人事档案工作也是很有必要的。虽然各类人事档案具有共性,都是人事管理方面的内容,是个人自然状况、社会经历和现实表现的记录,但由于工作性质的不同,因而其具体内容和要求是有差异的,应根据各类人事档案特点进行归类,组成各具特色的分类体系。同时,分类管理人事档案,有利于建立个人信用体系。因为对于各级领导和国家公务员的档案,由各级组织、人事部门按管理权限建立并管理,具有很大的权威性及信任度。对于进入公共信用体系的流动人员档案,由政府指定或认定的县级以上政府机构所属的人才交流机构建立并管理,一般是可信的档案材料。对于科技人员、一般员工的档案由用人单位建立并管理,也具有很大的可信度。这部分档案大多以本单位职工的考核、使用、薪酬、奖惩等为主要内容,不需要转递,也不进入社会,由原单位自行保存若干年后销毁。

(三)人事档案与其他类型档案的比较

人事档案是整个档案家族中的一员,与其他档案在本质上是相同的,都是原始记录。特别是与文书档案、案件档案、诉讼档案、业务考绩档案等关系更为密切,甚至你中有我、我中有你,有时难以区分,造成归档材料重复,影响其他档案材料的完整性和提供利用,因而必须正确认识与处理人事档案与其他类档案的关系。

1.人事档案与文书档案

文书档案来源于文书。"文书是国家机关、社会组织及个人在社会活动中,为了表达意图、进行联系和作为凭据而形成和使用的各种记录材料,它有待于转化为档案";而文书档案是"处理完毕确认值得保存以供社会查考利用的、保存在特定档案机构的文书的总和"。从文书向文书档案转变的过程可以看到,文书档案是国家机关、社会组织及个人在社会实践活动中直接形成,保存备查的种普通档案。

将上述认识和人事档案进行深入对比分析不难发现,人事档案与文书档案既有联系,又有区别。其联系主要表现在两个方面:①来源相同。两者都来源于机关、组织、个人的社会实践活动,不少材料互相交织,联系十分紧密。例如:人事档案中的考核、入团入党、奖惩、任免等方面的材料,都与文书档案有着错综复杂的关系。②本质相同。都是原始记录,也都是国家档案资源的组成部分。

人事档案与文书档案的区别主要表现在 4 个方面:①内容不同。人事档案内容专指性强,必须是同一个人的有关材料,反映一个人的历史原貌。文书档案内容十分广泛,涉及机关、组织及个人的方方面面,反映一个机构、一个组织的历史原貌。②管理方法不同。人事档案的整理以个人为单位组合成专门的保管单位,卷内按十大类排列,由各单位的组织、人事、劳动部门的人事档案管档单位长期保管,直到人员去世后,有继续保存价值的,才向档案馆移交。文书档案的管理,首先须区分全宗,全宗内档案往往按年度一组织机构、组织机构一年度、年度一问题、问题一年度 4 种分类方法进行分类,再按问题、时间、名称、作者、通信者等特征排列或组"件"。③保管期限不同。档案材料根据其价值,划分为永久、长种保管期限,或永久、定期两种保管期限。各单位的档各单位档案部门,有长久保存价值的,定期向档案馆移交。④作用与服务方向不同。人事档案主要为考察选拔人才使用培养人等方面提供依据,为组织、人事、劳动工作服务。一般只供本机构或上级组织、人事、劳动部门使用,封闭期较长,一般在本人去世若干年后才能开放。文书档案形成后一定时期内主要为本单位各项工作提供服务,文书档案中涉及个人的有关材料不能作为考察、使用人才的依据,自形成之日起满 30 年一般都要向社会开放,为全社会服务。总之,文书档案保存的文件材料非常广泛,凡有查考价值的无论是正式文件,还是会议记录、调查材料,是历史的还是现实的,是正确的还是错误的,都需要完整齐全地保存下来。人事档案只要求保存内容真实、手续完备、结论性和概括性材料。

2.人事档案与案件档案

案件档案是指纪检、监察部门对党员和其他工作人员违犯党纪、政纪进行审查、处理活动中形成的,以案件为单位集中保存的一种专门档案。案件办理一般分为立案、办案、结案 3 个阶段,形成大量的文件材料,需要归档的主要有立案根据、立案检查的核实材料、调查报告、调查证明材料、本人检查交代材料、处分决定或批复、申诉复议结论等。

案件档案材料中有些材料需要归入人事档案中,两者的联系主要是本质相同、保管单位相同、内容有交叉,都是记载个人情况,以个人姓名为特征组成保管单位。

人事档案与案件档案的区别表现在以下 3 个方面:①保管范围不同。从某一个人的角度来说,人事档案是全面的,案件档案是部分的。人事档案是人员全部历史、全面情况的记录,而案件档案只是一个人部分情况的记录,具体是指对人员某一方面、某一行为相关详细情况的记录;人事档案是组织上选人、用人、育人等人事工作的产物,案件档案是对人员因违反党纪、政纪进行审查、处理工作活动的产物。从某一个人某一事件的查处材料来说人事档案内容是不全面的,案件档案内容是全面的。人事档案只收集保存案件档案中的处分决定和检查交代等部分材料,案件档案内容则是全面的,包括案件从检举揭发、调查取证,到处理结果全过程的所有材料。②保存原则不同。人事档案部门只保存案件材料中的结论性材料,纪检、监察部门是将工作中形成的、日后需要查考的全部案件档案材料保存下来。③作用不同。人事档案是供考察了解人才使用的,案件档案是供研究案件时,起查考、凭证作用的。

3.人事档案与诉讼档案

诉讼档案是指一个案件在诉讼过程中所形成的,经过系统整理,作为历史记录,归档保存起来的一种专门档案。

人事档案与诉讼档案的联系主要是本质相同、内容上有一定联系,都是关于具体人和事的历史记录。

人事档案与诉讼档案也有较大的差别,主要表现在以下 3 个方面:①形成单位不同。诉讼档案是人民法院在诉讼审理活动中形成的。②内容不同。诉讼档案是个人诉讼活动的记录,是一个人历史的局部反映,内容涉及整个诉讼活动中形成的有查考价值的全部材料,包括案件移送书,起诉书正本,起诉书附件,阅卷笔录,准备开庭笔录,送达起诉书笔录,审问笔录,调查笔录或调查取证笔录,聘请、指定、委托辩护人的有关材料,开庭前的通知、传票、提票,开庭公告,审判庭审判笔录,审判庭询问证人笔录,辩护词、公诉词,合议庭评议记录,案情报告,审判委员会决议或记录,审判书或裁定书、调解书原本和正本,宣判笔录,判决书或裁定书等送达回证,抗诉书,移送上诉案件报告或上诉案件移送书上级法院退卷函,上级法院判决书或裁定书正本,执行通知书存根或回执(释放证回执),赃、证物移送清单和处理手续材料等。人事档案只保存诉讼案件的结论材料。③保管目的和作用不同。保存诉讼档案是为了执行判决、总结经验、科学研究、健全法制和改进法院工作的需要。

4.人事档案与业务考绩档案

业务考绩档案是专业技术主管部门或业务技术管理部门在工作活动中形成的,记述和反映专业人员个人业务能力、技术水平,以个人为单位集中保存起来的专门档案人事档案与业务考绩档案的联系表现在属性相同,都是个人档案。两者的区别主要是:①内容侧重点不同。业务考绩档案着重反映个人科学技术水平和业务能力,属于专业的方面,是局部性的,比较单一和具体。人事档案是对一个人全面的、概括的记录。②管理部门不同。业务考绩档案由专业技术主管部门或业务技术管理部门保管,而人事档案则由组织人事部分保管。③使用范围不同。业务考绩档案服务的面比较宽,除党政领导和人事部门查阅外,业务、技术负责人,学术、技术团体,业务、技术考评组织等都可查阅。人事档案与文书档案、案件档案、诉讼档案、业务考绩档案具有密切联系,又有一定差异。根据各自特点,细化归档范围,做好协调、加强联系,对于做好各类档案的管理与利用具有重要的意义。

三、人事档案的形成规律

人事档案的形成规律主要表现在以下方面。

(一)各级组织在考察和使用人的过程中形成的

人事工作的中心任务就是用人,任人唯贤,知人善任。为了达到"知人"的目的,组织上要经常有目的地通过本人,或通过有关单位的有关人员采取各种形式了解该人的经历及德才表现情况等。例如:组织上定期或不定期地布置填写履历表、登记表、鉴定表、学习工作总结、思想汇报以及对有关政治、经济、时事问题的专题报告等。再如,组织上为了审查某人的政治历史问题或所犯错误问题,就要通过有关人员、有关单位和知情人了解情况,索要证明材料,再根据这些材料和有关政策,对其作出适当的审查结论和处理决定。再者,组织上对个人的考察、考核,也形成了考察、考核材料。同时,在使用人的过程中,也形成了不少材料,调动、任免、晋升、出国等都要经过一定的审批手续,于是就产生了呈报表、审批表等材料。所有上述材料,均属于人事档案材料。它是组织上在考察人、用人过程中产生的,而非其他过程中产生的。还可以举一个例子,专业人员在工作和学术活动中所撰写的学术报告论文、著作等不是组织上在知人、用人过程中形成的材料,也就不属于人事档案的内容,但是通过学术报告、论文及著作的目录能够了解人,为用人选人服务,因此其目录材料是可以归入人事档案的;同时,这一形成规律将人事档案与人物传记、报告文学等文艺作品也区别开来了。

(二)以个人为立卷单位

以个人为立卷单位,是人事档案的外部特征,这是由人事档案的作用决定的。人事档案是一个组织了解人、任用人的主要依据,是个人经历及德能勤绩等情况的全面记录。只有将反映一个人的详细经历和德才表现情况的全部材料集中起来,整理成专册,才便于历史地、全面地了解这个人,进而正确地使用这个人。如果某单位将某一个新近填写的履历表没有归入其人事档案中,而是以科室为单位装订成册,这种合订本不应称为人事档案,因为它不具备按个人为单位来立卷的属性。这种做法,会影响对一个人的全部了解。

(三)按照一定的原则和方法进行加工整理

按照一定的原则和方法对个人材料加工整理,是个人材料转化为人事档案的先决条件。因为人事档案是经过加工整理的个人材料。个人材料如同一堆原材料,人事档案则是通过一定的人的劳动将这部分原材料进行加工整理,使其不再是一堆繁杂无序的材料而成为有一定规律的科学的有机体。当然,在这个加工整理过程中是需要遵循一定的原则和标准的,如中共中央组织部和国家档案局颁发的《干部档案工作条例》,把干部档案工作的理论与实际工作的具体情况相结合,对干部档案工作的原则、要求和办法,作出了明确具体的规定,是干部档案工作的根本法规性文件。这些原则要求和办法,一般均适用于其他类人事档案的管理工作,也是人事档案管理工作的根本法规。依照这个《干部档案工作条例》的原则和精神,可以使整理的档案科学、实用,更好地为人事工作服

(四)手续完备并具有价值的个人材料

手续完备是指人事档案整理过程中按照一定的移交手续进行交接和处理。在日常的人事档案材料的收集鉴别工作中,经常会遇到一个棘手的问题,即有些

材料手续不全。例如：有的呈报表有呈报意见，无批准机关意见；有的履历表没有组织审核签署意见或没有盖章；有的政历审查结论和处分决定没有审批意见，等等。这样的材料，虽然也有人事档案的某些性质，但从本质上看，它不具有或不完全具有人事档案的可靠性，所以它不能作为考察人和使用人的依据。因此，这样的个人材料不是人事档案材料，或者说它还没有完全转化为人事档案材料，有的只能作为备查的材料，有的可以作为反映工作承办过程的材料存入机关文书档案。如果有的材料确实已经审批，由于经办人员责任心不强或不熟悉业务，而没有签署意见和盖章的，可以补办手续，这种补办手续的过程就是完成向人事档案转化的过程。至于在战争年代形成的一些人事档案材料，由于环境的限制，其中有些材料的手续不够完备，但它们都是十分宝贵的，对于这些材料，应当本着历史唯物主义的态度，仍可将它们视为人事档案存入人事档案系列中。

那些已经手续完备的个人材料是否都属于人事档案呢？也不一定。上述要求仅仅能作为转化人事档案的条件之一。是否能转化为人事档案，关键还要看这些材料是否具有价值。人事档案的价值是指使用价值和保存价值。人事档案材料的一个基本要求就是精练实用，要符合这个要求，就必须对材料的价值进行认真鉴别，必须去粗取精，将那些没有保存价值及使用价值的个人材料剔出。例如：重要材料，无关的调查证明材料，或者同一问题一个人写了多次证明的部分材料，本人多次写的内容相同的检查交代材料等，都属于没有使用价值和保存价值的材料。这些材料虽然也都是在了解人、使用人过程中形成的真实的个人材料，手续也是完备的，但没有什么作用，归入人事档案，纯属一种浪费。

（五）由各单位组织人事部门集中统一保管

一般来说，人事档案是组织上在考察了解和使用人的过程中产生和形成的，它记载着有关知情人为组织提供的情况，这些材料的内容，一般只能由组织上掌握和使用。有些内容如果扩散出去，就可能产生消极因素，不利于安定团结，不利于党的工作。另外，人事档案是人事工作的工具，所以它必须按照人员管理范围由人事部门分级集中，统一保管。任何个人不得保管人事档案，人事档案也不宜在业务部门、行政部门保管。

人事档案的上述形成规律是互相联系、互相制约的，同时，它们又是识别和确定人事档案材料的理论依据

四、人事档案的特点与作用

(一)人事档案的特点

在市场经济条件下,我国的政治体制和人事制度已有较大改革,与此相关的人事档案也发生了相应变化,形成了一些特点。认真总结、分析并针对其特点开展工作,可以取得事半功倍的效果。现代人事档案具有哪些主要特点呢?归纳起来主要有以下几点。

1.人事档案内容更加丰富全面

传统的人事档案内容较贫乏、片面,结构单一,主要是关于个人思想品德、政治历史结论、家庭社会关系方面的记载。这与过去对人的使用上较重政治、轻业绩,重抽象历史定论、轻个人现实表现等政治环境密切相关。而市场经济环境下,社会对人员的使用不仅要求政治素质好,而且特别重视人员的业绩、专长及现实表现,反映到人事档案的内容上比较丰富全面,当然结构也较复杂,既包括个人学习、工作经历、政治表现,也包括工作实绩、技能优势专业特长、职务职称考核材料、创造发明、能力素质、群众评议等。人事档案管理工作必须结合市场经济和现代人事制度的要求开展工作,注意扩大归档范围,将反映个人业绩和能力的人事档案材料及时归档,才能使人事档案材料全面、真实地反映个人面貌,为人才开发使用打下良好基础。

2.干部档案是人事档案的主体

由于我国传统上"干部"一词的含混模糊和广泛使用,干部的涵盖面不仅包括党政机构,也运用到工厂、农村、学校、医院及科研单位,以至于凡是大专以上毕业生无论从事什么工作,都统称为国家干部,所以,过去的人事档案主要是干部档案这一类。但是,随着我国公务员制度的推行,已经打破了传统的"干部"一词的含混模糊界限,使干部队伍分化:有党政机关干部、企业干部、事业单位干部,特别是现代社会的教师、律师、医生、科技人员等已不再划归"干部"行列,而是具有明确和恰如其分的称谓。实际上,现在的干部主要是指在党政机关工作的国家公务员,他们是我国干部队伍的主体,因此,他们的档案自然也成为我国人事档案的主体,必须根据国家公务员政策、用人制度等方面来开展人事档案工作,而不能完全沿用过去的方法。同时,只有做好国家公务员档案的制度化、规范化、现代化管理工作,其他干部人事档案才可以有标准参照执行。

3.流动人员人事档案规模逐渐增大

在计划经济体制下,人作为一种特殊的资源被有计划地使用着,人们的工作、学习、择业都没有多大自主权,学什么专业、做什么工作、在哪里工作,主要由领导、组织安排,加之户籍和人事制度的限制,使得人才很难流动。因此,计划经济时代人才流动很少,即使少数人流动了,那么其档案必须随人转走或存放原单位这种环境下,很少有流动人员档案存在,更没有保管这种档案的专门机构。

市场经济建立之后,为适应以公平竞争为主要特征的市场体制发展需要,国家在人事制度、户籍制度等方面作了相应改革,使人才流动日益频繁。全国各级政府下设的人才流动服务机构中,正式登记在册的流动人员已达1千多万,今后还会增多。这些流动人员形成了大量档案,成为各类企业、机关招聘使用新的管理人才、技术人才时,考察了解个人以往工作能力、品行、工作实绩、经历、创造发明等方面情况的重要依据。这些流动人员档案无论从数量上还是规模上都比计划经济时代大得多,而且已形成自己的特点。专门管理流动人员人事档案的机构和人员,必须充分认识到这类档案的特点、难点以及将逐步增多的趋势,认真做好流动人员人事档案管理与利用工作。其他单位档案管理人员也应了解和掌握我国流动人员人事档案管理的法规政策,按规定做好已经调离本单位人员档案的转递、移交等工作。

4.企业人事档案中个人身份逐渐淡化

计划经济时代,人事档案管理中具有严格的等级制度。如干部档案是按行政级别高低分别管理,处级以上干部人事档案由组织部门管理,处级以下由人事部门管理;工人或职工人事档案由劳资科管理。对于不同身份、不同级别的人员,其档案管理机构、管理方式及保密程度都有很大差别。

市场经济体制的建立,迫使用人制度方面进行了一些改革。特别是企业和高校员工,在干部能上能下、人事代理制、全员聘任制、全员劳动合同制等新的人事制度下,对于"干部本位"的思想更趋淡化。干部制度的改革,为人们提供了一个均等的机会。干部与工人开始交叉出现,今天的工人可能是明天的干部,明天的干部又可能是后天的工人。工人可被聘为厂长、经理,走上干部岗位;同样,原有企业厂长、书记等干部也可能下岗、转岗,转化为一般职工。工人与企业干部的界限很难分清,反映到人事档案材料中,都是关于个人工资材料、政治业务考核、专业技术评审材料等,按工人、干部甚至各种等级的干部分别管理其人事档案,已经没有什么实际意义,因此有些企业已开始将企业干部与工人档案统称为员工人事档案或职工档案,由企业综合性档案机构集中统一管理。高校人事档案中有干部、教师、职工、学生等各种类型,干部有各种级别,教师有各种职称,职工有各种工种,学生有各种学历,过去大多按不同身份分别管理。然而,这种重等级身份分别管理人事档案的做法,已明显不适应现代人事制度和高校建设的发展,不仅妨碍了人事档案的完整归档和有效利用,而且不利于人事档案管理水平的提高。目前,不少高校人事档案管理部门及其人员,已经认识到这种严格按身份等级分别管理的弊端,提出并已开始实行集中统一管理,将干部、教师、职工档案统一归类。人事档案机构管理把传统的人事档案管理调整到整体性的人才资源开发使用上来,既有利于每个人的人事档案归档齐全完整,避免分别编号出现"重号"或"遗漏",也有利于对全校人事档案实行标准化、规范化、现代化管理,减少重复劳动或因过于分散造成的人力物力浪费,同时,还有利于人事档案管理水平的提高。

5.人事档案的作用范围更广

传统的人事档案,主要是党政组织机构使用,范围较狭窄,大多是为政治方面服务,如查阅个人在某些政治运动中的表现、历史结论和社会关系等。

在现代社会,不仅党政组织机构,企业招聘使用人才时也需要查阅利用人事档案;不仅需要查阅个人经历、政治生活方面的情况,还要查阅个人业务、专长、工资、奖惩等方面的材料。因为在市场经济条件下,人事档案是个人各方面情况的综合反映,是体现自身价值的证据,它与个人生活和切身利益密不可分,如在本单位的工资晋级、职称评定等方面都离不开人事档案作凭证;而对于离开原单位寻求新的发展机遇的人们,更需要人事档案作为依据。

(二)人事档案的作用

从总体上来说,人事档案对国家经济建设、人才选拔与使用、人才预测等方面都具有重要价值与作用。特别是在市场经济条件下,要想取得稳健的步伐和高速的发展,离不开科学技术,而科学技术的进步则取决于人才的素质,需要有一支宏大的专业技术人才队伍。人才已成为决定经济兴衰、事业成败、竞争胜负的关键因素。纵观世界各国的发展计划或发展战略,几乎都有一个共同点即无论是发达国家还是发展中国家,都把社会、科技、经济发展的依据放在"人才资源"这个支撑点上。当代国际国内经济、技术的激烈竞争,说到底就是人才的竞争,尤其是高层次、复合型人才的竞争。实践证明,人才资源已成为社会、科技、经济发展的关键因素,谁拥有更多的高层次、复合型人才,谁就能在竞争中取胜。科学技术问题、现代化问题,实质上是人才问题。科学技术水平越高,市场经济越发展,人才就越显得重要。作为人才信息缩影的人事档案,是各类人才在社会实践活动中形成的原始记录,是人才在德、能、勤、绩等方面的综合反映。若对人事档案重视,能认真研究,注重科学管理,可以较全面地、历史地再现各类人才的面貌特点及专长,作为考察和了解人才的重要依据;对人事档案的科学管理有助于各级组织根据每个人才的不同特点,提出培养教育和合理使用的建议,做到"因材施教"和"量才录用",便于各级组织及人事部门合理地使用人才;有助于从人事档案中探索人才成长规律,更好地发现、培养和使用人才,开发人才资源,以适应市场经济建设对人才的广泛需求;可以及时为各类经济领域及部门推荐优秀人才,调动各类人才的积极性和创造性,使各种人才扬其长、避其短,充分使其在经济建设中发挥聪明才智,贡献自己的力量。如果人事档案材料不齐全,或有间断甚至有片面性,那就不能反映某个人的真实情况,就会直接影响到人才的正确合理使用,影响人才在经济建设中的作用;如果对人事档案不重视,不加强管理,致使人事档案管理水平低,服务方式被动单一,就不能使人才档案信息得到及时使用,同样会影响或阻碍经济建设的发展。可以说,人事档案与市场经济建设关系密切,人事档案在经济建设中具有重要作用。

具体来讲,人事档案的价值与作用主要表现在以下几个方面。

1.人事档案是考察和了解人才的重要依据

各项事业建设与工作中都需要各种人才。在考察和了解人才时,需要全面分析、权衡利弊、择其所长、避其所短,做到善用人者无弃人,善用物者无弃物。知人是善任的基础,而要真正地做到知人,就得历史地、全面地了解人。不仅要了解人的过去,而且要了解人的现在;不仅要了解其才,还要了解其德;不仅要了解其长处及特点,还要了解其短处及弱点。只有全面地、历史地了解干部,才能科学地用人,才能有效地防止不讲德、才条件,而凭主观断和一时情感任用提拔干部的问题。还可以防止出现擅长科学研究的却要他做管理,擅长管理的却要他做学问的任非所长的问题。了解人的方法有许多,通过组织直接考察现实表现是一种很好的方法,但仅有此方法是不够的。通过查阅人事档案是了解人才状况的重要依据之一,可以较全面地了解这个人的经历、做过哪些工作、取得了哪些成绩、有何特长、有何个性、道德品质如何、进取精神和事业心是否较强等各方面情况。

2.人事档案是落实人员待遇和澄清人员问题的重要凭证

人事档案是历史的真凭实据,许多表格、文字材料都是当时的组织与相对人亲自填写的,具有无可辩驳的证据作用,在确定或更改人员参加工作或入党入团时间、调整工资级别、改善生活待遇落实人事政策、平反冤假错案、评定人员职称等方面都需要人事档案作凭证,可以解决个人历史上遗留问题,实际生活与工作中的许多疑难问题,往往通过查人事档案的办法就可以解决。针对目前干部的年龄越填越小,参加工作时间越填越早,文化程度越填越高等问题,也需要通过以前的干部人事档案来查证核实。

3.人事档案是开发、使用人才及人才预测的重要手段

社会主义市场经济体制的建立,各级人才市场的诞生,使得各种层次、各种形式、各种渠道的人才交流日益增多,科技人员、高校教师、各类专业人才的流动日益频繁,为人才开发创造了有利条件,人事档案对于新单位领导掌握调入者的基本情况,正确使用新的人才将起到重要作用。如大型外资、合资企业招聘用人,人事档案作用不小。人事档案的建立,是人类走向文明与进步的产物。一些经济发达国家都十分注重人事档案信息的建立。当一些资金雄厚、实力强大的名牌外资、合资企业人力资源部在我国境内招聘新的管理人才、技术人才时,非常重视人事档案的利用。因为一个跨越国界寻找经济合作,谋求最大经济效益的现代企业,深谙管理出效益的经商之道,而人才又是管理的关键因素。对一名优秀的企业人才的要求,不只限于其工作能力上,其品行、背景、以往的工作实绩诸因素,都是考察的条件。通过出示个人的人事档案,就可以此为凭,增加聘用企业对聘员的信任程度和认可程度。再如国内大中型企业(国企、民企)管理人员、技术人员的聘用,人事档案实力犹存。现代企业制度改革实施以来,企业实行专业技术人员、管理人员聘用制,使单位与人才在平等自愿的基础上建立了聘用关系。一份详实、完整的个人人事档案,既是企业选用人才和人才日后晋升提拔的重要参证,也是择业人员量己之才选择行业、部门的"谋士",双方的"知己知彼",能扼制某些企业和个人盲目择业、选人的"自主权",更便利"人才与用人单位是市场经济体制下活动的主体"这一社会功能的充分发挥。

同时,由于人事档案能较全面、准确地反映人才各方面情况,所以能够从人事档案中了解全国或一个地区或一个系统一个单位人才的数量、文化程度、专业素质等方面数据,国家及地方有关部门可以根据人事档案进行统计分析,进而作出准确的人才预测,制订出长远的人才培养计划人事档案是推行和贯彻国家公务员制度的重要依据国家公务员制度的有关规定,用人机关可面向社会直接招但对所招公务员的人事档案,有着严格要求。人事档案记载着个人的自然状况、社会关系、历史和现实表现,没有个人档案的出具,就无法保证今后机关工作的严肃性,因此,那些断档而参聘的人员,已失去被聘用的可能。对在机关单位工作的公职人员来说,随着人事制度的改革,各级组织、人事部门在干部考核、任免、工资调整、职称晋升等工作中形成了大批反映干部新情况的材料,在机关干部辞退职制度逐步推行的现行体制下,无论今后被辞退,还是在机关单位留用,这些材料都是继续工作的依据,与自身利益息息相关。

目前,各级党委及组织人事部门积极探索干部人事制度改革在干部选择、考核、交流等方面,迈出了较大的改革步伐,取得了明显的成绩。采取"双推双考"的办法,从处级干部中公开选拔副局级领导干部,公开选拔处级干部,面向社会公开招录国家公务员和党群机关工作人员;从报考职工和应届毕业生中录用公务员;为加强对干部的考察和监督管理,在完善领导干部年度考核的同时,坚持对干部进行届中和届末考核,实行领导干部收入申报、诚勉等制度;今后更要进一步深化干部人事制度的改革,就是要按照中央精神所要求的,在干部制度改革方面,要"扩大民主、完善考核、推进交流、加强监督,使优秀人才脱颖而出,尤其要在干部能上能下方面取得明显进展";在人事制度改革方面,要"引入竞争机制,完善公务员制度,建设一支高素质的专业化国家行政管理干部队伍"。总之,在推进干部交流轮岗、健全干部激励机制、加强干部宏观管理、完善国家公务员制度等方面,都离不开人事档案。

4.人事档案是人力资源管理部门对求职者总体与初步认识的工具之一

人事档案对一个人从上学起一直到现在的经历、家庭状况、社会关系、兴趣爱好以及现实表现都有记录。所有这些材料对了解和预测他将来的工作情况是很有价值的。人力资源部门从人事档案中可以了解到个人在以往的教育、培训、经验、技能、绩效等方面的信息,可以帮助人力资源部门寻找合适的人员补充职位。

5.人事档案是大中专毕业生走向社会必备的通行证之一

早在1995年,国家教委就提出"加强大学生文化素质教育"的思想,至今也强调这一理念。我国高校还创立了综合素质评价体系,"档案袋"的内容也从根本上打破了过去千篇一律的学籍档案模式。评价体系包括了对学生思想道德、专业素质、科技素质、文化素质、身心素质、能力水平六大项指标的综合评议。该评价体系既体现了大学生的主观愿望,又体现出市场需求的定量评估原则和个性评估原则,使学生的整体素质的强项、弱项、综合优势一览无余。这种学生档案应该是聘人单位进行人才评估、启发选人谋略的重要向导,是大中专毕业生走向社会必备的通行证之一。

6.人事档案是维护个人权益和福利的法律信证

在当今的社会活动中,有许多手续需要人事档案才能办成,它是维护个人权益和福利的信证。

第一,公有企事业单位招聘、录用人才需要人事档案作依据。这些单位在办理录用或拟调入人员手续时,必须有本人档案和调动审批表经主管部门审批,由组织人事部门开具录用和调动通知才能办理正式手续。

第二,社会流动人员工作变化时需要人事档案作依据。比如,人员跳槽到非公有部门后又要回到公有部门时,没有原来的人事档案,原有的工龄计算、福利待遇等都会受到影响。

第三,民生及社会保险工作中需要人事档案作保障。社会保险制度作为市场经济体制的重要支柱,作用愈显。社会保险主要有养老保险、失业保险、工伤保险、医疗保险、生育保险、人寿保险财产保险、死亡遗嘱保险等。每种保险都有不同的目的,如社会养老保险是劳动者因年老丧失劳动能力时,在养老期间发给的生活费以及生活方面给以照顾的保险,以维护个人最起码的生存权利。目前,统一的职工基本养老保险制度已经建立,它不仅涉及国有企业、集体企业、三资企业、个体工商户及进城务工的农村劳动力还涉及机关事业单位工作人员。鉴于我国养老保险金的筹集是建立在国家、单位、个人三方面基础之上,发放时则按照列入统筹项目的离退休费用总额向单位拨付或直接向离退休职工发放,因此,无论是在原单位供职的个人还是辞职、退职后另求新职的个人,在交纳养老保险金问题和退休后保险金的发放问题上,个人档案所记录的工龄、工资、待遇、职务、受保时间等都成为最主要的依据,那些丢弃个人档案与原单位出现断档的人,就会在实际利益上受到损失。再如其他社会保险档案,都是索赔、获益等方面的依据,关系重大。

第四,报考研究生和出国都需要人事档案。没有人事档案,研究生难以报考和录取。自费出国人员办理护照与其他手续,必须有记录个人经历、学历、成绩的档案材料。我国出入境管理条例中明确规定,必须对自费出国人员进行身份认定、政审等事宜,有些人因人事档案断档,不能出具有效的证明,而导致出国手续办理的不畅通或不予办理。

第五,职称评定、合同鉴证、身份认定、参加工作时间、离退休等,都需要档案作为信证,没有人事档案会给相对人带来诸多不便,甚至使个人的切身利益受到损害。

7.人事档案是研究和撰写各类史志及人物传记的重要材料

人事档案数量大、范围广、内容丰富,涉及党史、军事史、革命史以及干部个人工作的历史,具有较高的史料价值。它以独特的方式记载着相对人成长的道路和生平事迹,也涉及社会上许多重要事件和重要人物。有的材料是在战争年代中形成的,有的是当事人的自述,情节非常具体生动,时间准确,内容翔实,有的是在极其艰苦的历史条件下保存下来的,是难得的史料。它为研究党和国家人事工作、党史、地方史、思想史、专业史,编写人物传记等提供丰富而珍贵的史料,是印证历史的可靠材料。

总之,人事档案在市场经济条件下和现代文明社会里,不仅是组织使用的重要依据,而且与个人的生活和切身利益密不可分,是解决后顾之忧的好帮手。特别是个人在离开原工作单位寻求新的发展前途的同时,更不要忘却自己的"人事档案"。社会在按自己的选定价值指向向前运转,而人事档案正是体现自身价值的最好证明。关于人事档案的作用,我国其他学者还有不同表述,但内涵基本一致。如:"人事档案是历史地、全面地了解一个人的必要手段,是人事工作不可缺少的重要工具;是确定和澄清个人有关问题以及正常的政治审查的凭证;是研究和撰写各类历史传记的珍贵资料"。"人事档案是历史地、全面地考查了解一个人的手段和基本依据;是进行科学研究的宝贵材料。"陈潭从公共管理的视角对人事档案的作用进行了认定:"人事档案作为一种公共管理工具,充分体现了国家安全与官吏管理的有效性,它的存在为庞杂的公共事务管理和复杂的人事任免更替找到了依据,对中国几十年来经济社会发展和国家的安全稳定起到了不可言喻的作用。"邓绍兴对人事档案的作用进行了比较全面的归纳,他认为:"人事档案是人事管理实践活动的产物,服务于组织、人事、劳动(或人力资源管理)工作,服务于相对人。它是组织、人事、劳动(或人力资源管理)工作的信息库和知人的渠道之一,直接关系到人才的选拔"。

各级领导班子和各方面人员队伍的建设,涉及选人、用人、育人的大事和个人权益的维护,并将其具体作用归结为以下几个方面:是组织、人事、劳动工作不可缺少的依据;为开发人才,使用人才,进行人才预测及制订人才计划提供准确的信息;澄清问题的可靠凭证;维护个人权益和福利的法律信证;是推行和贯彻公务员制度的重要手段;是组织与干部之间联系的纽带;是组织、人事、劳动(或人力资源管理)工作者记忆的工具;对人事工作由规范、检查、监督的作用;是进行科学研究,特别是编写人物传记和专业史的宝贵史料;是宣传教育的生动素材。

第三节 人事档案工作的基本概况

人事档案工作,是运用科学的原则与方法管理人事档案,为组织、人事及其他工作提供人事档案信息服务的工作。

一、人事档案工作的内容

人事档案工作具体包括人事档案实体管理、人事档案信息管理、人事档案业务指导等方面的内容。

(一)人事档案实体管理工作

人事档案实体管理工作是管理记录有人事档案信息的档案原件本身,它是相对于人事档案信息管理工作而言的。人事档案实体包括载体与内容信息两个方面,其中,载体是指记录人事档案内容的纸质、磁质、光盘等物质材料,内容信息包括这些载体上记录的档案信息。人事档案实体管理工作就是指对上述档案的收集与补充、鉴别与鉴定、整理与保管、变动登记与转递、提供利用服务等。

(二)人事档案信息管理工作

人事档案信息管理工作是指管理人事档案原件实体上记录的信息。显然,随着各种人事档案管理信息系统的开发与应用,人事档案信息便脱离了人事档案原件而存在,并以此为依据对个人的基本情况、培训情况、证照情况、学习培训情况等进行综合管理。随着现代信息管理理论与信息技术的发展,人事档案工作中也越来越多的需要对人事档案实行信息化管理,对人事档案实体上的各类信息可以根据不同需要进行重新组织,便于从不同角度进行检索利用,这已成为人事档案工作的重要内容之一。

(三)人事档案业务指导工作

人事档案业务指导工作是指上级组织、人事档案部门根据党和国家管理人事档案工作的方针政策、法规、制度和办法,对下级组织、人事档案部门的工作提出任务和具体要求,对下属单位的人事档案工作进行监督、检查、督促,发现问题,及时解决问题,处理人事工作与其他工作的关系,推进人事档案工作发展。

人事档案业务研究工作是指组织、人事部门根据社会发展和人事制度改革的进程,对人事档案工作面临的新情况、新问题,进行深入研究,提出解决方案的工作。人事档案工作中的矛盾,管理体制改革,如何实现人事档案现代化管理,如何开发与利用人事档案信息资源,如何使人事档案管理工作逐步走向科学化、规范化、法制化道路等问题都是人事档案工作中亟待研究的问题。而且这些问题与矛盾是需要长期研究的,旧的问题与矛盾解决了,新的问题与矛盾又会产生,人事档案工作就是在这种矛盾运动中不断得到发展。

(四)人事档案规章制度建设工作

人事档案规章制度建设工作是指根据《中华人民共和国档案法》及其他法律法规的精神建立、健全适合本单位人事档案工作发展的规章制度。该制度包括管理人员工作制度,人事档案材料收集归档制度,人事档案整理、转递、统计制度,人事档案安全保密与销毁制度,人事档案开发利用与借阅制度等。

(五)人事档案人员教育与培训工作

人事档案人员教育与培训工作,是对从事档案管理人员进行各种形式的培训,包括全面教育、上岗培训、在职培训等,以帮助人事档案从业人员提高人事档案业务水平和服务质量的重要工作。

二、人事档案工作的性质

弄清人事档案工作的性质是做好人事档案工作的基础。归纳起来,人事档案工作主要具有专业性、依附性、政治性、管理性、服务性等性质。

(一)专业性

人事档案属于一种专门档案,以特殊的文件形式、单一的人员内容等特征区别于其他门类档案。人事档案工作就是管理这一专门档案,是一项专业性较强的工作,它有专门的业务理论知识,独立的体系和客观规律,必须遵循人事档案的运动规律和一定的科学原则进行,有专门的法规和方法,有独特的范围、任务和程序,有专门的管理人员,在理论上、实践上、组织上,都自成体系而独立存在,没有任何工作可以代替它。

(二)依附性

人事档案工作虽具有一定的独立性,但同时又依附于组织、人事工作和档案工作,这种依附性是双重的。因为人事档案工作是为适应组织、人事工作的需要而产生、存在和发展的。人事工作中产生的大量人事档案必须进行收集、整理和管理,以适应组织、人事工作的需要,这就形成人事档案工作,并构成人事档案工作的内容和范围。人事档案工作是从属于组织、人事工作的,是组织、人事工作的重要组成部分,因此人事档案工作应与组织人事工作政策、法规相结合,与组织人事工作同步一致。同时,人事档案工作又是档案工作的重要内容之一,因为人事档案与其他档案一样,同属档案范畴,是国家档案资源的组成部分,明确人事档案工作与档案工作之间的关系,对于做好人事档案工作具有重要意义。

(三)政治性

人事档案工作的政治性,首先表现在它与党的方针、政策、政治路线有着密切的联系。人事档案工作是为党和国家政治路线和经济建设服务的。党的政治路线是通过组织路线、人事工作来实现的,人事档案工作做得好坏,直接关系到组织、人事工作的开展,影响到组织、人事政策的贯彻落实,影响到干部路线、人才选拔使用等工作的开展。人事档案工作的政治性还表现在人事档案工作本身是一项政策性很强的工作。人事档案是了解人使用人的重要依据,人事档案的收集、鉴别、取舍、清理和利用等工作,都涉及党和国家关于知识分子的政策,关于人才的改革,关于干部看法与使用的问题,直接关系到人的工作与生活。如果人事档案工作做得好,充分体现与落实党的政治、组织路线和人才政策,就能充分调动人的积极性;反之,则会挫伤人们的积极性,影响党和国家政治路线改革的贯彻执行。

(四)管理性

人事档案工作有着独特的管理对象,即人事档案。人事档案工作的任务就是集中统一的管理人事档案,为组织、人事、劳动等工作服务。管理人事档案是其最核心的工作,从事该项工作活动中,必须正确认识与把握这一性质。应充分认识到人事档案工作不是随意的无规可循的简单劳动,也不仅仅是收收发发、取取放放、装装订订的纯事务性工作,而是需要采用一套科学理论、原则与方法进行的工作,它的收集、整理、鉴别、保管、利用等工作环节都涉及科学理论与管理方法,如怎样及时完整的收集与系统整理,如何正确鉴别人事档案内容,保管方法的适用,利用原则的制订等,都需要充分掌握一些科学管理知识,才能做好。

(五)服务性

人事档案工作的服务性是人事档案赖以生存和发展的基础是人事档案工作的出发点和根本目的,人事档案工作的服务性表现在它是为党和国家人事工作及其他工作服务的,它是通过提供档案材料为制订政策,发布命令,录用选拔人才等工作服务的。充分认识人事档案工作的服务性,树立正确的服务思想、明确服务方向、提高服务质量、端正服务态度,是做好人事档案工作的基本条件。

(六)保密性

人事档案的保密性是由人事档案的机密性决定的,正因为人事档案中有些属机密内容,所以人事档案工作就具有保密的性质,从事此项工作应坚持保密原则、遵守保密制度,保证人事档案机密的绝对安全。同时,对人事档案机密性应正确认识,它有一定的时空性,即在一定的时间或一定的范围内是需要保密的,但它不是一成不变的,也不是绝对的,它是可以解密的。因此,我们不能对此采取绝对化的态度,而是要正确地、适当地保密。一方面要认识到人事档案工作具有保密性,对需要保密的人事档案一定要保密;另一方面,要正确处理保密与解密,保密与利用之间的辨证关系,到了保密期限或不需要保密的人事档案应积极提供利用。

综上所述,人事档案工作具有多重性质,在实际工作中应了解和正确掌握这些性质,处理好各种性质之间的关系,认真做好人事档案管理工作。

三、人事档案管理工作的原则

人事档案管理原则是在人事档案工作实践中逐步形成起来的。根据《中华人民共和国档案法》《干部档案工作条例》《企业职工档案管理工作规定》的精神,可以将我国人事档案管理工作的原则归结为:集中统一、分级管理,维护人事档案真实、完整与安全,便于组织、人事工作及其他工作利用。在市场经济条件下,人事档案管理还是应坚持这些原则,只是在具体内涵上有所差异。

(一)集中统一、分级负责管理人事档案

集中统一、分级负责管理人事档案既是人事档案的管理原则也是人事档案的管理体制。"集中统一"是指人事档案必须集中由组织、人事、劳动部门统一管理,具体业务工作由直属的人事档案部门负责,其他任何部门或个人不得私自保存人事档案,严禁任何个人保存他人的人事档案材料,违反者要受到追究。《干部档案工作条例》指出:干部档案管理实行集中统一和分级负责的管理体制。《干部档案工作条例》第30条还明确规定:严禁任何个人私自保存他人的档案。对利用档案材料营私舞弊的,应视情节轻重,予以严肃处理。对违反《中华人民共和国档案法》《中华人民共和国保密法》的,要依法处理。这就明确规定了公共部门人事档案材料的所有权属于国家,并由国家授权由组织、人事、劳动部门统一管理。这一管理原则便于加强对人事档案工作的领导,促进这些单位的领导人把人事档案工作纳入议事日程"分级管理"是指全国人事档案工作,由各级组织人事部门根据其管理权限负责某一级人员的人事档案材料,并对人事档案工作进行指导、检查与监督。一般来讲,工人档案由所在单位的劳动(人力资源)部门管理,学生档案由所在学校的教务或学生工作部门管理,干部档案是按干部管理权限由各级组织、人事部门分级管理,即管哪级干部,就管哪一级干部档案,使

人员管理与档案管理的范围一致。这种管人与管档案相统一的管理体制,使人事档案工作与人事工作的关系非常密切,有利于各级组织、人事部门对人事工作的领导,也可以为人事档案的管理与利用提供组织保障。

在市场经济条件下,应注意级别不要分得太细。一旦级别分级过细,过分强调管人与管档完全一致,势必导致分散多头管理、管档单位与兼职人员过多等问题,因而实行适度分级即可。由于党政机构与企事业单位及其他机构的工作性质、职能任务不同,其人事档案的管理级别应区别对待。首先,党政机构人事档案管理应适度分级。由于我国传统上把人才人为地分成中央、部委、市属、部门和民营等几大块管理,所以我国人事档案所在机构和人事档案形成者历来存在级别之差,且分得过细。从人事档案所在行政机构的级别上说,有中央级、省级、市级、县级、乡镇级等;从党政机构人事档案形成者的行政级别来说,有一般科员级、副科级、正科级、副处级、正处级、副厅级、正厅级、副省级、正省级、副部级、正部级等。由于各级别的人事档案形成者所处的地位与身份不同,从事的工作性质不同,对国家所作贡献有大小之分,其档案的保存价值、保密范围也必然存在一定差异,因此,过去人事档案管理所分的级别很细,不同级别由不同机构保存,这对于重要人物档案的保管和保密具有有利的一面,但分得过细,则不便保管和利用。特别是社会主义市场经济条件下,民主化程度提高、透明度增强、各类人员级别变化较大,各类人员工作单位和工作性质不像计划经济时期那样稳定,而是具有较大的灵活性,可以进行合理流动和自由择业,政府机构人员也面临着分流、下岗的问题,现有近一半的机关干部将被精简,被精简下来的机关干部将向企业集团、监督机构中介组织、个体企业等领域分流,一些国家公务员可能转化为企业干部或职工,一些普通干部也有可能被提拔为官员。因此,人事档案管理的级别不宜像过去那样实行过细过严的等级体制,而采取适度分级较为合理。如省级党政机构的人事档案分为两个级别即可,副厅级以上官员的人事档案由省委组织部档案机构管理,副厅级以下官员及国家公务员由人事档案部门管理。市县级党政机构更不宜分级过细。

其次,企事业单位人事档案管理可以不分级。对于企业事业单位的人事档案来说,可以不分级别,由各单位人事档案部门、人力资源部或综合性档案机构集中统一管理。因为这类机构的人员中从事党政领导工作的人数较少,大多从事科研、教学、生产、开发等工作,了解、使用这类人员主要看业绩和贡献,各种级别的人事档案内容大体相同,其保密程度不存在大的差别,不需要像党政机关分级别分别保管,完全可以由所在单位人事部门或综合性档案机构统一管理,这样可以防止一个单位的人事档案分散在几个部门保管或一个人的档案分别由不同部门保管。同时,此类机构的"干部本位"观念将逐渐淡薄,如国有企业同行政级别逐渐脱钩,企业厂长经理实行自我推荐民主选举,企业干部处于动态之中,企业干部级别变动频繁,企业干部级别不像党政机构官员和国家公务员相对稳定,企业干部级别有时很难确定,所以企业的人事档案没有必要实行严格的等级管理。高校的校长、书记及有关领导也大多是专业人才、专家,校长一职并不是终身制,不当校长后仍从事自己的专业教学与科研活动。至于普通教师虽然有讲师、副教授、教授等各种等级,但每个人处于变化之中,现在是讲师,一段时间后可能是副教授、教授,而且这些职称在聘任制下也不是终身制,因此更没有必要分级别管理其人事档案。

(二)维护人事档案真实完整与安全

维护人事档案真实、完整与安全,既是人事档案管理中需坚持的基本原则之一,又是对人事档案管理工作最基本的要求。所谓"真实",是指人事档案管理中不允许不实和虚假人事材料转入人事档案。应注意鉴别挑选真实内容的人事档案材料,这是能否发挥人事档案作用的前提,假如人事档案材料不真实,是不能用来作为凭证的;否则,会给工作和有关人员带来损失。人事档案材料形成于不同的历史时期,它的产生与一定的历史条件相联系,不可避免地带有时代色彩。特别是在历次政治运动中形成的人事档案材料,确实具有某些局限性,有些内容现在看来是不妥甚至是错误的。为了确保人事档案的真实性,从 1980 年以来,根据中央组织部的有关规定,在全国范围内,对每个干部的档案进行了认真的复查、鉴别和审核,将那些在历史上形成的已经失实的干部档案材料和丧失利用价值的干部档案材料,经过清理鉴别,及时剔除出去了。干部违心写的与事实不符的检查交待材料,应退还给本人。只有经过复查做出的组织结论、与结论有关的证明材料和确实能反映干部实际情况又有保存价值的材料,才归入干部档案,以维护干部档案的真实性,使干部档案准确可靠,符合本人的实际情况,体现党的实事求是的思想路线。

所谓"完整",是指保证人事档案材料在数量上和内容上的完整无缺。数量上的完整,是要求人事档案材料齐全,凡是一个人的档案材料应该收集集中保存在一起,不能残缺和短少,才能反映一个人的历史和现实面貌;内容上的完整,是要求随时将新的人事档案材料补充进去,一个人的档案材料中应能反映各个时期的情况,不能留下空白。从干部管理制度看,更改干部档案各类材料内容都属于干部审查工作范围,也是干部档案鉴别工作的重要内容,要求必须真实、准确、材料完整、手续齐备,这是一项十分严肃的工作。无论是干部本人还是组织部门都必须尊重历史,根据干部档案产生的时间、历史背景,客观分析其所起的历史作用,以确定干部档案的可靠程度。值得注意的是,近年来在落实中央组织部制订的有关干部政策工作中,特别是在关于干部待遇、干部选拔方面出现了一些问题。从干部档案管理角度来看,有些干部在申请更改干部档案有关材料时,年龄越改越小参加工作时间越改越早,学历越改越高,甚至有人要求更改各类政审结果……因而给干部管理和干部档案管理造成一定的难度。尤其在部分履历情况基本相似的干部中引起不良影响,表现为在待遇上攀比,在职务、职级、职称晋升上计较,甚至发展为个人之间相互不信任。实际工作中,有的单位由于档案转递制度不健全,一个人的档案材料分散在不同的地方,支离破碎,无法看到一个人的全貌。有的由于长期不补充新材料,致使人事档案内容老化、陈旧,不能反映现实面貌。

所谓"安全",是指人事档案实体安全与信息内容的安全。实体安全就是要妥善保管,力求避免人身档案材料遭受不应有的损坏,如丢失、破损、调换、涂改等。人事档案材料是一定的物质载体,以一定的物质形式存在,由于受自然和人为因素的影响,永远不遭受损坏是不可能的,因此,人事档案工作者应尽一切可能最大限度地延长档案寿命。信息内容安全,就是要建立健全人事档案的保管制度和保密制度,从内容上保证人事档案不失密、不泄密,不对相对人的个人隐私和权益造成损害。

总之,维护人事档案的真实、完整、准确与安全是互相联系、相互依存的统一体,是组织部门和每个干部的共同责任。真实准确是人事档案能否正确发挥作用的前提,离开了真实准确,维护人事档案的完整与安全就失去了意义。真实准确又必须以完整和安全为基础,仅有单份材料的准确,仍无法完整反映一个人的全貌。如果只考虑到人事档案的现实效用而热衷于更改人事档案有关内容,却忽视维护其真实、完整与准确,这不仅违反了历史实际和客观实际,背离了党的实事求是的思想路线,而且会给人事档案管理工作带来一定的难度,也会对个人的培养和使用起一定的不良反应,因而是不可取的

应该指出,党和国家对组织、人事工作历来十分重视,为了确保人事档案的真实性,中央组织部作出了一系列规定,从制度上保证人事档案的真实性。中央组织部明确规定:凡是归入干部档案的材料,必须是经过组织程序、由组织审查认可的真实材料。这些归档材料一般是和干部本人见面的,内容准确、实事求是、手续完备,符合归档要求。因此,只有既维护了人事档案的真实准确,又保证

了人事档案的完整与安全,才能发挥人事档案应有的作用。

(三)便于人事工作和其他工作利用

人事档案工作的目的是为了提供利用,这也是衡量和检验人事档案工作的重要标准。必须将这一原则贯穿到人事档案工作的各个环节中去,成为制订方针措施和安排部署工作的依据和指南。在收集、鉴别、整理等方面都要考虑这一原则,现在更应结合人事政策、制度及改革进程,积极主动为人事工作和其他工作服务。

现代社会,除上述 3 项基本原则之外,还应坚持人、档统一和适度分离的原则。

人、档统一是指个人的管理单位和人事档案的管理单位必须相一致,这样做有利于个人的有关材料及时收集、整理归档,也便于档案的利用,这就要求人事调动或管理权限变更时,档案应及时转递,做到人档一致。这种"档随人走"的做法一直被视为中外人事档案管理的一大差异及我国人事档案管理上的一大优势,是人事档案的相对集中与传统人事档案管理原则与体制的核心特征——人员的超稳定相连的必然结果。人才市场的建立,辞职、辞退等一系列新人事制度的实施,使工作人员与工作单位之间的关系由原有的超稳定状态逐步向具有一定程度的自由度方向发展。同时,市场经济在追求效益的前提下,对人才的使用越来越强调其现实业绩与能力,客观上要求改变传统的人事档案管理体制,建立与新人事管理制度相适应的人事档案管理体制。在统一制度指导下,人事档案也应进行改革,大部分人事档案仍然需要坚持"档随人走"这一原则,而在特定条件下也可以分离,但一定要适度。我们可以借助现代管理手段而非档案保管处所来实现对人的全面了解与把握。例如:借助计算机技术和网络通信技术将分管于不同处所的某人的人事档案在信息的查询与利用实现集中,这样既可满足人事工作对人事档案的需求,同时又可解决现代社会条件下人们对保管人事档案实体的要求。

上述原则,是一个辨证统一的有机整体,是完成人事档案工作各项任务的基本保证。它决定和制约着人事档案工作的各个环节决定和制约着人事档案的一切具体原则、要求和方法。

四、人事档案工作的特点

人事档案工作者除应认识到上述性质之外,还应了解现代人事档案工作的特点,主要有以下几点。

(一)人事档案收集归档整理工作难度增大

由于市场经济条件下,人事档案涉及的范围更广,内容更丰富,结构更复杂,特别是流动人员等人事档案的特殊性,更增加了人事档案归档的难度,如流动人员从原单位进入人才市场或调动其他单位之前,有些原单位对已调走人员不重视,没按规定将其档案移交人才交流机构保管,而是让本人自带,有些高等院校将未找到工作单位的学生档案让学生自己保管;同时,又由于社会上各种人才中介服务机构如职业介绍所、技能测试中心、猎头公司、人才交易所较多较杂,有些受利益原则驱使,根本没有按流动人员人事档案管理条例执行,流动人员人事档案转递制度不健全、移交不及时。这些原因都导致了流动人员档案管理中难以按时归档并使之齐全完整,使得档案丢失、短缺、涂改、不真实等情况出现,增加了人事档案管理的难度。

此外,信息化条件下,既要收集纸质的人事档案信息集办公自动化过程形成的人事档案,以及网上的人事档案数字化信息的收集和归档整理。

(二)人事档案工作的政治机密性减弱,科学服务性增强

在市场经济条件下,党和国家整体工作是以经济建设为中心个人在重新择业过程中追求体现自身价值,人事档案中记载的是个人德能勤绩各方面的情况,不仅仅局限于政治历史材料,它不是组织政治化、神秘化的产物,而且人事档案在现代社会与个人生活有着千丝万缕的联系,不仅仅局限于组织机构使用,因此其机密性有所减弱。人事档案在市场经济条件下虽然还是有政治性、机密性的特点,它体现党的人事工作改革,掌管党和国家的人事机密,必须执行党和国家有关保密规定,保证人事档案的安全。但相对于计划经济时代,这种特点有所减弱。相反,如何开放人事档案信息,通过信息化提供人事档案成为当今人事档案需要重点思考的问题之一。人事档案服务性必须增强,因为市场经济条件下的人事档案范围广泛、内容丰富,因而其工作比较复杂,是一项专业性很强的工作,有很多学问,必须具有一定的专业知识和科学管理方法。随着现代科学技术的飞速发展,电子计算机等现代化手段在人事档案工作中的运用尤为突出。同时,人事档案在市场经济条件下,必须为市场经济建设服务,必须强调人事档案工作的服务性,端正服务态度,树立服务思想,提高服务质量。

(三)对人事档案查阅利用更频繁,快、精、准

要求便于社会利用档案,是一切档案工作的根本出发点和目的所在,人事档案也不例外。在市场经济条件下,由于人员变动大、流动频繁,因此对人事档案

的查阅利用也更加频繁,而且要求快、精、准地利用自己的档案,希望在较短的时间内,快速查阅到自己所需的档案。

(四)对人事档案管理人员素质要求更高

人事档案工作是一项政策性、专业性很强的工作,特别是在市场经济条件下,人员转岗、下岗、招聘、调动等很频繁,人事档案查阅利用需求更多更广,要求档案人员不仅应当具备较好的政治素质,还应具有过硬的业务水平。对档案工作者应当进行严格的业务培训,不断提高其政策水平和业务能力,使他们不但熟悉本单位的人员结构、素质特长、历史背景及现实表现,还要懂档案专业知识,学会运用计算机输入、存储、加工、传递档案信息,应用多媒体技术、网络技术等一系列现代化管理手段,才能及时有效地在更大范围内为开发人才提供科学、全面、及时的服务,真正成为"开发人才的参谋部"。

(五)对人事档案现代化管理要求更高

任何一项事业的发展都需要有一批优秀的人才,人事档案管理也需要优秀的人才。因此,及时获取人才信息,了解市场人才状况,挑选优秀人才至关重要。如果按传统手工检索人事档案信息、摘录人事档案材料,则费时费工费力,且很难及时准确地提供有用的人事档案。现代社会的各级领导部门及各类企业、公司等用人单位,在进行员工人事安排、挑选优秀人才、干部配备等工作时,已经开始认识并重视人事档案现代化管理方式与手段,提出了人事档案现代化管理的各种要求,而且这种要求会愈来愈高。各级各类人事档案管理部门的人员必须充分认识到这一特点,尽力满足社会对人事档案现代化和信息化管理的要求,以适应当代社会发展的要求。

五、人事档案工作的任务与组织领导

(一)人事档案工作的任务

人事档案工作的任务概括起来包括如下方面。

(1)收集、鉴别和整理人事档案材料。

(2)登记本单位员工的职务、职位变动情况。

(3)通过员工的人事档案熟悉各员工的历史和现状,为人事工作提供丰富、翔实的人才信息。

(4)负责办理人事档案的查阅、借用转递。

(5)负责调查研究和改进人事档案工作的方式方法,推进人事档案工作的现代化和科学化。

(6)负责保管好人事档案,坚持执行安全保护和保密制度保证人事档案的完整与安全。

(二)人事档案工作的组织领导

在人事档案的组织领导方面,建立和完善人事档案工作的组织体系,加强党对人事档案工作的领导,是搞好人事档案管理和人事档案建设工作的关键。人事档案工作范围覆盖面广、工作量大,业务性、政策性、机密性强,必须有相应的管理机关,可喜的是我国目前已经组建了一整套人事档案工作组织体系,即各级组织、人事、劳资部门同时又是人事档案管理部门,按照统一领导,分级管理的原则,一般在这些部门内设立处、科、室等内部机构,负责人事档案的具体工作。各级党、政机关的组织、人事部门,对下级的人事档案工作,在业务上负有检查和指导责任,它们的具体任务包括以下 6 项。

(1)制订人事档案工作的有关方针、政策、规划、制度、法和贯彻的措施。

(2)对人事档案工作业务进行指导,组织业务学习活动,采取各种形式帮助人事档案管理人员提高业务水平。

(3)了解和检查贯彻执行人事档案工作的有关方针、政策、规章制度的情况,研究解决工作中存在的问题。

(4)总结、发现、交流并推广人事档案工作的先进经验,表彰先进工作者。

(5)召开人事档案工作的专门会议。

(6)办理党委或上级部门交办的有关人事档案工作的其他事项。

第四节　人事档案工作的管理体制与模式

一、人事档案工作的管理体制

从广义上说,人事档案工作的管理体制是指党和国家管理人事档案工作的组织体系与制度。主要包括:其一,人事档案管理的领导体制。这是增强人事档案工作发展宏观调控能力和对人事档案管理导向作用保障。根据我国国情和人事档案的特殊性,对这种专门档案的管理,应由中央组织部、人事部和国家档案局联合组成领导机构。具体讲应是建立以组织部门为主导、人事部门为主体,档案部门为指导的领导体制,共同商定我国人事档案管理工作方针政策等重大事宜,对我国人事档案管理工作从宏观上予以指导。其二,人事档案管理的专门机构。主要是为了确保相对集中统一的管理人事档案。《干部档案工作条例》明确要求干部档案管理实行集中统一和分级负责的管理体制。干部档案按照干部管理权限由组织、人事部门管理。企业职工档案根据《企业职工档案管理工作规定》的精神,由劳动主管部门领导与指导,实行分级管理。学生档案由学生工作部门管理。军队系统的档案由军队政治部干部部门管理。

从狭义上说,人事档案管理工作的管理体制是指各单位人事档案管理工作的组织体系与制度,主要分为集中型和分散型两种。本节主要从狭义的角度来阐述。

(一)集中型管理体制

集中型人事档案管理体制是指各单位人事档案集中由本单位组织、人事部门管理。

中央、省级各机关都应有专门的组织、人事档案部门,实行相对集中管理本单位人事档案。对于高校和大型企业来说,无论其职位高低,无论从事何种工作,其所有在职员工的人事档案应由该机构人事档案机构或综合性档案机构统一集中管理,而不应分散在各科室部门,离退休人员档案应由该机构档案馆统一管理,因为人事档案的归宿与其他档案一样,其最后的归宿完全可以进入永久性保管档案的机构,只是在利用范围、时间、内容等方面比其他档案要求更严、保密程度高一些。

县及县级以下机构的人事档案应按行政区域集中统一管理,凡该行政区域内工作的任何人员、无论职位、年龄、专业、工作单位等情况有什么不同,但其人事档案均由一个档案机构管理,如一个县所有单位的人事档案完全可以由这个县人事局或县档案馆统管理,不必分散在县直各机关保管。这样既可节省人力、物力,提高人员素质,防止部门单位之间互相推诿扯皮,而且可以方便使用者利用档案,提高利用效率,也有利于实现人事档案标准化、现代化管理。对于县级以下基层单位的人事档案,更不必由各单位自行管理。如区级机关的所有人事档案,应由区档案馆或人事局统一管理。因为区级机关及基层单位人员住地集中、数量不多,各单位自行管理浪费人财物,管理条件得不到保障。加之,随着机构精简人员变动频繁,更不宜每个单位自行管理。人事档案过去分两块组织部管领导干部,人事局管一般干部,现在人事档案统一归于组织部合署办公的人事局管理,已经取得了一定成效,代表着人事档案管理的方向。有条件的县(市)可以建立干部人事档案管理中心,有利于配足干部人事档案管理人员,有利于加强对干部人事档案的管理和对干部人事档案工作的研究,有利于根据不同行业、不同地域、不同职级固定干部人事档案管理人员,实行专人统一管理,有利于提高干部人事档案管理质量和使用效率,更好地为党的干部人事工作和人事决策工作服务,为经济建设服务。

对于中小型企业的人事档案,更应该实行集中统一管理。这里是指应集中在该行政区域人事档案管理中心或该企业所属管理部门,而不是中小型企业机构单独集中管理。因为在"抓大放小"搞活大型国有企业的过程中,必然有许多中小企业被收购、兼并,即使能够独立存在,也普遍存在缺乏专用档案装具、库房和人员的问题。实行较大范围的集中,可以减轻中小企业负担,使企业人事件得到科学化和现代化管理,避免或减少因中小企业条件人事档案损毁或者丢失等事件发生。

(二)分散型管理体制

分散型人事档案管理体制是指各单位人事档案分别由组织、人事、行政、劳动、学生工作处、科研处等机构管理。

目前,我国人事档案实行分散型管理体制主要有3种情况:一是县级以下机构的人事档案由多方管理,参加主管人事档案的部门有组织、人事、劳动、民政等,兼管人事档案的部门有教育、医疗卫生。二是有些高校人事档案实行分散管理,分别存放于人事、劳资、办公室、科研处、教务处等部门。三是人事档案管理与档案业务指导机构关系疏远,处于分离状态,各级档案机构对其他专门档案具有业务指导作用,而对人事档案管理缺乏业务指导,管理人事档案的人员很少甚至根本不参与档案部门的业务活动。

上述3种情况与社会主义市场经济体制条件下人事政策、人事制度改革要求是不相适应的。第一,为适应以公平竞争为主要特征的社会主义市场经济体制发展的需要,国家正在精简机构,实行干部分流,不可能也不必要将人事档案分散于各部门,由很多人来从事这项工作,而是需要相对集中,选派少而精的人员管理。而人事档案分散于各个部门,每个部门都需要人从事人事档案管理工作,这样看起来数量较大,而真正精通档案业务,专门从事人事档案管理的人很少,致使人员素质低下,管理水平落后,造成人力物力浪费。第二,每一个部门都管人事档案,很难保证必要的库房设施和保护条件,大多存放于普通办公用房,致使不少人事档案丢失、霉烂,更难对其实行标准化、现代化管理。第三,人事档案属多头管理,易造成职责不清,互相推诿扯皮现象发生。第四,不便于查找利用,因为分散多头的管理体制人为地破坏了人事档案及相关内容的有机联系,致使人事档案孤立分散和不完整,很难及时全面地为人才市场和人事部门提供人事档案信息,甚至造成人才选拔的失误。

二、人事档案工作的管理模式

在计划经济体制下,我国人事档案工作只有封闭式这一种管理模式。随着社会主义市场经济体制的建立与发展,国家人事制度的改革,国家公务员制度的推行,流动人员的大量产生,使得开放式这种新管理模式应运而生。所以,现在我国人事档案管理中主要有机构内部封闭式和社会化开放式两种管理模式。

(一)封闭式管理模式

封闭式人事档案管理模式是指人事档案由单位内部设置的人事档案室(处、科)按照干部管理权限集中统一管理。主要是领导或组织上使用,一般不对外使用。目前,我国党、政、军机关,企事业单位在岗和离退休的国家干部、教师、科研人员等人事档案大多实行这种管理模式。这种模式具有一定的特点与长处。其特点长处主要表现在以下几点。

第一,有利于本单位人事档案的收集和管理。本单位内部人事机构对本机构人员、工作内容非常熟悉与了解,人事档案来源单,仅限于本机构人员,因此在收集工作中可以较全面系统地收集。又由于本单位工作内容大体相同,因此,对其人事档案的分类、排列、鉴定可采用比较一致的标准,便于管理。

第二,便于本单位领导及时使用其人事档案。由于本单位保管案,领导需要了解人员经历、成果等状况时,很快就能从本事档案机构查阅到,不必跑路,也不费时费力。

第三,有利于人事档案的保密。因为人事档案材料是组织上在考察了解和使用人的过程中产生、形成的,它记载着有关知情人为组织提供的情况,这些材料上记载的内容,由组织上统一掌握和使用,对人事档案的保密具有较大作用。

封闭式管理模式也有一定缺点:利用服务面较小,档案信息资开发与发挥作用受一定的局限,比较封闭和内向。

(二)开放式管理模式

现代市场经济社会越来越成为一个开放的世界。1999 年 5 月 17 日,中国政府上网工程主网站正式开通,许多省级、县级地方政府也都相继上网,这不仅有利于降低办公费用,提高政府的工作效率和透明度,减少腐败,而且公民能公开查阅行政机关的有关电子文件,也能积极参与决策。在欧洲、美洲等一些国家,近年来颁布的一系列法令也是朝这个方向努力,透明化与公民参与决策之间存在着密切关系。只有透明化,只有得到充分信息,才可能真正参与决策。世纪风迎面而来,人事档案管理正以一种更积极、更开放的姿态去面对,人事档案开放式管理模式正是在这种环境下建立与发展起来的。

1.开放式管理模式的概念及其含义

开放式人事档案管理模式是指人事档案不是由本机构管理,而是由人才交流中心和社会上的有关机构管理。其含义有以下四点。

第一,人事档案管理机构、管理与服务对象的社会性。市场经济的建立,产生了许多经济组织形式,这对人才的吸纳、流动与旧的人事制度发生了巨大的碰撞,新型的人事管理制度如人事代理制度应运而生,使人事管理变成了一种社会化的活动,因此,作为人事管理重要组成部分的人事档案工作,也必然具有这种社会化的性质。从管理机构来说,不像计划经济时代仅有各单位内部人事档案管理机构,只收集管理本单位人事档案,市场经济条件下已建立具有较强社会性的人事档案管理机构,如各省市人才市场建立的人事档案管理机构,这种机构不是管理本单位人事档案的机构,而是面向社会,其管理对象包括该社区范围内所有流动人员人事档案,其服务对象更具有社会性,可以为整个社会提供人事档案服务。

第二,人事档案来源的广泛性和内容的复杂性。人事档案管理机构、管理对象和服务对象的社会性,决定了人事档案来源的广泛性和内容结构的复杂性。在传统的人事档案管理中,人事档案的收集、处理和提供利用往往由各单位内部人事机构行使,该机构人事档案来源单一,仅限于本机构人员,内容也较简单;而社会化的人事档案管理机构,其来源要广泛得多,可以来自该社区范围内各类人员,由于每类人员身份不同,集中起来显得人员复杂,其档案内容也是丰富多样。

第三,利用者对人事档案需求的多样性。市场经济的发展离不开人才,无论是外资、合资、国有企业招聘新的管理人才、技术人才、选拔合格或优秀人才,还是考核、任免、招聘国家公务员以及大中专毕业生社会就业,都不会忽略人事档案的利用。利用者类型、利用者用途的多样性,导致对人事档案内容、载体、传递方式等方面的多样性,也使得人事档案不可能局限于单位组织部门使用的狭窄范围,不仅组织上需要,许多个人也需要,那些与个人生活和切身利益密切相关的人事档案,经常会被组织和个人查阅利用但人们的要求不完全一样,呈现出多种多样的需求。

第四,人事档案管理与服务方式的开放性。市场经济的建立减弱了人事档案政治化、神秘化的程度；与此同时，信息技术和因特网的飞速发展，改变了人事档案管理和服务方式，可以采用现代化管理手段与方式管理人事档案，还可以将不属于个人隐私内容的人事档案上网，采用网络化管理和服务的方式，使人事档案管理部门与外界的人才信息交流，由单一的途径变为开放式的交流模式。

2.人事档案开放式管理模式的意义

在中国，人事档案与户籍对人才的流动具有极大的制约作用。如果某人想调到更适宜于发挥自己专长特点的地方和单位工作，原单位领导不同意调走，其人事档案和户口就不能转走，那么，即便是这个人调走了，但在工作、家庭、婚姻、住房等方面都会遇到很多麻烦。如果建立人事档案社会化开放式管理模式，个人是社会人而不只是单位人，个人的人事档案由社会化的人才机构集中统一管理，与户籍制度、人事代理制度协调运行，那么许多问题都会迎刃而解。可见，社会主义市场经济条件下，建立一种社会化和开放式人事档案管理模式是非常必要的。

建立这种模式不仅是必要性的，而且是可行的，中外的典型实例可以说明。例如：早在1997年，美国著名的3M公司在广州设有分公司，就将大约有7 000人的人事档案寄托在中国南方人才市场；我国联想集团广州分公司也有不少人的人事档案寄托在中国南方人才市场。南方人才市场于1997年就上了因特网，在这个网址里，可以搜寻25 000条人事档案信息，已经向1 500个单位提供人才信息网络的终端，还开发了人才测评软件系统，为7 000多人进行了评估。现在这些人才市场又有了很大发展。还有些省市的人才市场对人事档案的管理也是采用社会化开放式模式，取得了一些成绩。这些都说明我国人事档案实行社会化开放式管理既是必要的，也是可行的，尽管在现阶段主要适用于流动人员人事档案管理，但今后在更大范围内，对更多类别的人事档案管理也是适用的。我们期待着这种管理模式的拓展，以更好地服务于社会。

第五节　人事档案管理对人力资源开发的作用

一、人力资源开发的重要性

人力资源是无形资源和有形资源的结合。人力资源的开发是把人的智慧、知识、经验、技能、创造性作为资源加以发掘、培养、发展和利用的一系列活动,主要包括人才的发现、人才的培养、人才的使用、人才的调剂。为什么一些在战争中实物资本遭到巨大破坏的国家如德国、日本,战后能从废墟中奇迹般地迅速恢复和发展起来?为什么一些资源条件很差的国家如新加坡、瑞士同样在经济发展方面取得很大成功?这是由于他们都非常重视人力资源的开发。人力资源开发对现代社会发展起着非常重要的作用:其一,人力资源是创造社会财富的第一位的资源。其二,人力资源的开发对经济增长有重大促进作用,人力资源的开发能促进劳动生产率的提高,人力资源的开发能够促进科学技术水平的提高,人力资源的开发为经济的持续发展创造了有利的环境。其三,竞争的优势归根结底取决于人力资源的优势。

二、人事档案管理对人力资源开发的作用

人事档案是进行人力资源管理的重要依据及手段。合理、高效的人事档案管理能极大地促进人力资源开发。

(一)有利于制订科学、规范、合理的人力资源开发方案

组织内部进行人力资源开发,首先必须制订一个科学、合理的方案。有效的人事档案管理能帮助人力资源管理部门分析组织内人力资源状况是否适应组织变革与发展的要求,从而制订出科学、合理的人力资源开发方案,脱离人事档案而制订的人力资源开发方案,很难保证其科学性、规范性及全面性。

(二)有助于对人力资源进行日常管理

对人力资源进行日常管理,是进行人力资源开发的一项很重要的基础性工作,要做到人尽其才,使每个人在各自岗位上发挥最大作用,就必须做到知人善任,对其进行日常管理。不仅要看其现实表现,而且要看他的全部历史及工作情况,这就需要通过查阅、分析其人事档案,对其经历、品德、学识、专长等一贯表现和优缺点进行立体考察。

(三)有助于及时发掘引进人才

及时发掘人才,是单位、社会不断取得进步的前提。利用人事档案有助于动态分析员工的人生轨迹,从记载中发现其闪光点,从而预测其发展潜力,及时发现新人,避免压制人才,埋没人才。而在引进人才时,也要利用人事档案,分析组织内部的人才结构,合理引进所需人才。

(四)有助于合理培养人才

合理培养人才是单位、社会不断发展的重要条件。每个单位都要不断培养

所需人才,以保证其人力资源在能力结构、年龄结构等方面的平衡。充分利用人事档案,全面把握每个人的素质,并对其做出准确评价,以确定重点培养对象,有利于人才的合理培养。

(五)有助于合理配置人力资源

人力资源的合理配置,是单位、社会不断发展的重要保证,只有合理配置人才,使其整体效果达到最优,才能充分发挥人力资源的效力。通过查阅人事档案,可进一步了解每个人的社会关系、岗位经历、专业特长、健康状况等基本信息,根据不同人才的能力和各类人才的不同特点,在单位内部进行合理配置,把人才配置到能充分展现其才华的岗位上,从而最大限度地发挥组织内人力资源的效力。

三、完善人事档案管理工作,发挥其对人力资源开发的作用

在新形势下,人事档案管理工作应不断发展、创新,以充分发挥对人力资源管理和开发的作用。应从以下方面发展、完善人事档案管理工作。

(一)切实加强人事档案的业务管理工作

这是一项基础性工作,只有做好这项工作,将每个人在各个时期各个单位形成的有关经历和德、才、能的材料集中起来形成整体信息,人事档案信息资源才能得到充分开发利用。

1.要按职能特点做好收集工作

在职能部门确定专人制订相应措施,及时将人事变动、晋级、奖惩、任免、教育培训、职称评定、工资等材料,按其形成规律做好收集工作。收集时要力求材料齐全完整。

2.要认真、仔细地做好鉴定工作

对收来的人事材料要进行认真鉴定,剔除无用材料。由于鉴定工作关系到人事档案材料的生死存亡,鉴定时一定要细致,销毁时一定要谨慎。

3.规范地进行归档整理

首先要对人事档案进行明确的分类,然后要对这些材料限期整理、及时归档。

(二)提高人事档案管理的现代化水平

随着现代信息技术、计算机技术、网络技术的发展,传统的人事档案管理逐渐暴露出弊端。建立现代化、高效率的人事档案管理系统已成为非常现实的要

求。在做好人事档案管理的基本业务工作基础上，还必须建立人事档案管理系统，进行动态管理，实现个人基本信息的微机检索和联网查询，扩大人事档案信息的内涵。充分利用现代手段，通过人事档案信息资源开发，将人事档案从实体管理向信息化管理转移。

（三）在做好日常传统的利用工作的基础上，不断创新利用服务方式

人事档案工作的根本目的是提供利用，服务质量的高低，是检验和衡量人事档案工作好坏的基本尺度，要真正把提供优质服务看成是人事档案工作的"生命线"。人事档案利用工作量很大，也十分繁杂，每天都有查阅利用者，所以档案工作人员要在提高服务水平上下功夫，经常进行研讨学习，不断提高自身业务素质，树立服务意识。同时要不断创新利用服务方式，"创新是一个民族进步的灵魂，是一个国家兴旺发达的不竭动力"。由于人事档案具有保密性，所以多年来它的利用一直限定在较小的范围内。在新形势下，人事档案利用服务工作既要严格遵守档案工作的政策法规，又要更新服务观念，变革并积极探索新的服务方式，拓宽服务范围，勇于创新，以适应时代发展的需求。传统人事档案管理强调人事档案的保密性，追溯其历史渊源，有其深刻的社会背景。在越来越强调诚信的现代法制社会里，为适应人才工作的开放性，应当揭去人事档案的神秘面纱，除了牵涉到国家和社会公共利益的少数人的人事档案，大部分人的人事档案应在一定条件下适度开放。在严格规范人事档案管理机构职能和服务行为的前提下，将人事档案使用权限有条件地开放，适当允许有使用权限的用人单位和个人通过网络查询人事档案，充分提高人事档案的利用效益。

（四）健全和完善人事档案制度

制度是做好工作的前提和保证。制度不全，有章不循会造成工作混乱，这点在人事档案工作中尤为重要。人事档案工作是一项头绪多、琐碎繁杂的工作，如果没有一定的制度来制约，就会无章可循，无所适从。应结合人事档案管理工作的实际和社会现实需要，进一步完善各项档案管理制度，并在抓落实上下功夫。对档案材料收集归档和转进转出档案的管理制度要进一步严格要求，严格阻止虚假材料进档。要不断完善人事档案整理工作细则，使档案更加科学、全面、完整，为干部考察任用提供真实、准确、实用的个人信息。要规范人事档案利用制度，使其更好地为人力资源管理服务。

人事档案管理工作大有可为，努力将它做好，一定能为组织内部人力资源管理做出巨大贡献。

第五章

医院财务管理

第一节　医院财务概述

财务是有关财产所发生的经济业务。财产的货币表现形式是资金,财产的经济业务是资金的流动。资金流动的过程和结果产生了一系列的经济关系,体现在资金的筹集、调拨、分配、运用等环节与有关方面所发生的货币关系。财务的表现形式是指本单位与各方面的经济关系。

一、医院财务的定义

医院财务是医院在经营活动中资金流动的过程和结果,它的表现形式是医院与各方面的经济关系。医院财务活动是医院会计核算的对象。

二、医院经营活动的财务关系

医院的经营活动与政府、债权人、债务人、患者和医院员工等各方面发生经济关系,这种关系又称财务关系。医院必须严格执行国家法规和制度,处理好财务关系。做到既符合政府和医院的利益,又要保护服务对象和医院员工等有利益关系人的合法权益,以调动各方积极因素,支持医院发展。医院有以下几种财务关系。

(一)医院与政府的缴拨款关系

公立医院享受政府财政的事业或专项补贴,体现了政府对医院的拨款关系。根据《医院财务制度》规定,医院超标准的药品收入要上缴财政,体现了医院对政府财政的缴款关系。

(二)医院与债权人、债务人与患者的结算关系

医院同医疗保险机构的记账关系;医院同患者之间的结算关系;医院同供应商之间的购销关系;医院与银行之间的存贷关系等,各类结算关系非常复杂。

(三)医院内部财务关系

医院同院内各部门、各科室之间存在内部结算关系,明确经济责任,便于目标管理。

(四)医院与员工的支付关系

医院根据工资分配原则支付职工的劳动报酬和其他福利津贴,体现了按劳分配的关系。

三、医院财务管理

医院财务管理是组织和处理财务活动中所发生的经济关系,利用货币形式对财务收支进行综合管理,即"现金簿记"。财务管理实质是理财,理顺资金流转的程序,确保经营活动畅通。理顺医院同各方面的经济关系,确保各方利益得到合理满足的一系列管理活动。具体内容包括医院预算管理、医院基金管理、医院负债管理、医院资产管理、医院收支管理、医院对外投资管理等。

(一)医院预算管理

医院预算一般由财务部门和业务部门共同编制。预算编制是依据政府财政的事业计划指标和本单位的事业计划而编制,医院的全部收支均要纳入预算管理。根据政府或主管部门下达的预算指标,结合本年度的事业计划编制年度预算,在编制预算时遵循以收定支、收支平衡、统筹兼顾、保证重点的原则。预算上报财政部门审批,预算一经审核确定,具有较强的约束性和严肃性,不得随意改变。

(二)医院基金管理

医院基金管理应遵循基金专款专用的原则。医院基金一般意义指医院的净资产,主要包括固定基金、事业基金、专用基金、财政专项基金、留本基金和待分配结余等,通过上级拨款、内部形成和捐款等渠道积累而成。不得将不同基金混用,留本基金在指定期间不得参与医院运行,只能用于投资,但投资收益可投入运营。按基金不同性质采用不同的管理方法。

(三)医院负债管理

医院负债按偿还期分为长期负债和短期负债,保持长期负债与短期负债的

机构,避免因集中偿还负债而引起医院流动资金周转失灵。

(四)医院资产管理

医院资产包括流动资产、固定资产等。流动资产包括货币资金、药品、库存物品;严格资金管理制度;经常抽查库存记录;对药品做到"全额管理、数量统计、实耗实销"的管理,医院用品收入实行"核定收入,超收上缴"的管理办法。

固定资产包括房屋及建筑物、专业设备、一般设备、图书和其他固定资产。固定资产做到专人保管,文档齐全,定期清点,落实责任。大额固定资产购置应量力而行,反复论证,并上报主管部门审批。按照规定计提折旧,大额修理费用事先预提。

(五)医院收支管理

严格执行物价政策,药品与医疗收支实行分开管理,分别核算的原则,医院支出按照规定渠道开支,严格支出审批,根据预算控制支出。

(六)对外投资管理

对外投资根据回收期分为长期投资与短期投资。对外投资必须进行可行性论证,报主管部门批准。以实物或无形资产对外投资,应评估其价值。

第二节　医院财务管理的原则和任务

一、医院财务管理的原则

医院财务管理原则就是组织财务活动、处理财务关系的准则。它是由医院的性质和组织管理的要求所决定的。医院财务管理应遵循以下原则。

(一)系统原则

系统是由若干个相互作用、相互依存的部分有机结合而成的整体。财务管理从筹资开始,到资金收回为止,经历了资金筹措、投放、收回、分配等几个阶段,这几个阶段相互联系、相互作用,组成一个整体,具有系统的性质。为此,做好医院财务管理工作,必须从财务管理系统的内部和外部入手,从各个科室、各个部门的协调和统一出发,这就是财务管理的系统原则。

(二)平衡原则

1.量力而行和尽力而为相结合

医院要处理好事业发展和资金供需矛盾的关系就要坚持量力而行和尽力而为相结合的原则。医院各项事业发展都需要资金,在国家补贴相对不足的情况下,资金缺口较大。医院要提供质优价廉的医疗服务,必须坚持不多收、不乱收,把节约资金、降低医疗成本贯穿始终。量力而行,就是要尊重客观经济规律,从医院的实际出发,充分考虑财力可能,坚持把有限的资金投入到急需的地方,节约、勤俭办事。尽力而为,就是在财力许可的范围内,充分发挥人的主观能动性,分清轻重缓急,统筹安排资金,合理使用各项资金,努力挖掘各方面的潜力,大力提高资金使用效率,反对花钱大手大脚和铺张浪费的现象。要使有限的资金得到合理的使用,就不能盲目投资,要进行科学论证,效益跟踪,认真总结经验,改进工作,切实提高资金的使用效益。

2.国家、单位和个人三者利益的平衡兼顾

医院在财务管理中,要坚持国家、单位和个人三者利益兼顾的原则。医院作为相对独立的财务核算单位,要获取单位经济利益,讲求经济效益,但更要自觉维护国家的利益,顾全大局;在处理单位与职工之间的财务关系时,要坚持社会主义按劳分配制度,多劳多得,优劳优得,效率优先,兼顾公平。既要防止出现片面强调单位和个人的利益,忽视国家利益的现象,又要防止出现单纯强调国家利益,忽视单位和个人利益的现象。当三者利益发生冲突时,单位利益和个人利益必须服从国家利益。

3.社会效益和经济效益的平衡

非营利性医院是承担一定政府福利职能的公益性组织,是非营利性经济组织,担负着救死扶伤、保护和增进人群健康水平的使命,根本目的是不断提高全民族身体素质,保障国家各项事业的发展。营利性医院也要讲求社会效益和经济效益的平衡。

(三)依法理财原则

1.执行国家有关法律、法规和财务制度

在社会主义市场经济条件下,一切经济活动必须在法律法规的范围内运行,财务活动也不例外,医院的财务管理要遵循法律、法规和财务制度,牢固地树立法律意识,坚持各项财务管理工作在法制轨道上运行,这是医院财务活动必须遵循的最基本的原则。严格执行这一原则,对规范医院财务行为、保证医院健康发

展,具有十分重要的意义。坚持这一原则,要按照社会主义市场经济的要求,结合具体特点、实际情况,制订财务管理规定、财务管理办法,建立起一套科学的财务制度体系。

2.建立健全医院内部财务制度的原则

医院为了强化管理,不仅要严格遵循和执行国家财务管理法规,而且需要建立内部财务制度,确定内部的财务关系,明确内部各部门的责权分工和利益分配,加强财务部门控制约束机制建设,使财务活动有章可循,以增强各部门的责任心,使各部门相互制约、协调一致地组织财务活动,处理财务关系。

(四)计划管理原则

实行计划管理,是由社会主义市场经济的风险性和财务活动的复杂性所决定的,所谓计划管理,指对影响医院理财活动的多种情况采用多种方法进行预测,对预测结果进行详细的分析,并通过预算的方式将其表现出来,以提高预见性。实行预算管理,是体现计划原则的重要保证。医院的全部财务活动包括一切收支,都要编制预算,实行预算管理,正确编制单位预算计划,可以有计划地组织单位活动,保证各项业务的顺利进行。医院预算计划的编制,要考虑计划期内的各种有利和不利因素,使计划具有先进性、科学性和可行性。在执行过程中如果发生重大变化,要对原预算计划按规定的程序进行调整,以正确指导财务活动和资金运动。

(五)统分结合原则

统分结合原则指统一领导、分级管理相结合。医院财务管理工作,应在主管领导或总会计师或首席财务总监(CFO)领导下由财务部门统一管理。医院财务部门统一管理医院的财务有利于强化医院财务管理,促进医院财务管理的规范化。同时设置单独的财务管理机构,配备必要的财务管理人员。财务管理组织结构如图 5-1 所示。

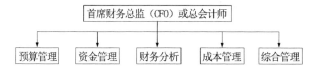

图 5-1 医院统分结合示意图

为了实现统一领导分级管理,还应坚持管钱与管物相结合、使用资金与管理资金结合、管理责任与管理权力结合,在实行经济核算的条件下,应合理安排各部门、各科室在资金成本费用和收益管理中的职权关系,并制订一定的财务目标,定期考核,以实现医院各科室、各部门理财的目标和效率。

二、医院财务管理的任务

医院财务管理的基本任务是按照国家的方针政策,根据自身资金运动的客观规律,利用价值形式、货币形式,对医院的经济活动进行综合管理,其具体任务如下。

(一)合理编制预算,统筹安排各项资金

医院预算是医院完成各项工作任务,实现事业计划的重要保证,也是医院财务工作的基本依据。医院的全部财务收支,都要编制预算计划,实行计划管理。医院预算必须认真贯彻执行卫生方针政策,按照量入为出、收支平衡的原则编制,不搞赤字预算。预算既要积极、先进、合理,又要控制消费,分清轻重缓急和主次先后;既保证重点,又兼顾一般,把有限的资金安排使用到最需要的地方,保证医疗任务的顺利完成。

(二)依法组织收入,积极筹措资金,保证资金需要

医院除了取得国家事业补贴外,要在国家政策允许的范围内,开发潜力,多形式、多渠道、多层次组织收入。但要以严格执行国家政策,禁止多收费、乱收费,不增加患者负担为前提。

(三)努力节约支出,控制费用和成本

医院在积极组织收入的同时,一定要加强支出管理,减少浪费,开展成本核算,压缩一切不必要的开支,节约使用资金,控制费用和成本。医院各项支出,要严格按照预算,制订支出消耗定额,财会部门审核,经领导批准后执行。

(四)建立健全财务制度,加强经济核算和监督,提高资金使用效益

财务管理利用价值形式对医院经营活动进行综合性管理,促使各个环节讲求经济效益,勤俭节约,精打细算,管好资金,用好资金,充分发挥资金的使用效益,促使医院努力增收节支,堵塞漏洞,挖掘潜力,实行院科两级核算,争取用尽可能少的劳动消耗和物质消耗,提供更多优质的卫生服务。

(五)加强国有资产管理,防止国有资产流失

医院的国有资产是实现各项事业计划的物质基础,医院要按照有关国有资产进行严格管理、合理使用,防止国有资产流失。

(六)对医院经济活动进行财务控制和监督

医院的财务机构和财务人员必须严格执行各种财务制度,加强财务监督,严格遵守财经纪律,进行财务控制,督促医院根据国家的方针政策、制度和办法进行管理,以较少的耗费提供较好的医疗服务。对于违反财经法规和财务制度的行为要加以制止,维护财经纪律。财务控制和监督具有经常性和综合性特点,既可以通过财务收支计划做到事前控制,又可以通过各种资料发现经营过程中的有利和不利因素,做到事中控制和事后监督,以提高单位的整体效益。

第三节　医院财务管理的职能和内容

一、医院财务管理的职能

财务的本质是指财务的内部联系,医院财务的本质是以较少的投入取得较大的经济效益和社会效益,财务的本质决定财务的职能,财务的职能是指财务本身所具有的功能。财务职能是确定财务管理任务与作用的客观依据,医院财务的职能主要表现在筹资、分配、监督3个方面。

(一)筹资职能

由于医院的医疗服务活动是不断进行的,在医院服务过程中,要不断地消耗资金,这要求财务必须不断地筹集投入所需的资金,使财务具有筹资职能。医院筹资渠道主要有从财政部门取得财政性补助资金,从主管部门或主办单位取得非财政性资金,通过提供医疗服务而收取资金,通过对外投资收取资金,接受社会捐赠取得资金等。

(二)分配职能

医院从各种不同来源筹集到的资金,有用于医疗服务活动过程中的资金,主要表现为购买劳动资料和劳动对象,以及向职工支付工资。医院筹集的资金,首先补偿成本消耗,然后向主管部门缴纳应缴超收药费款后,按照《医院财务管理办法》进行分配。财务分配应兼顾医院的利益和职工待遇的关系,兼顾短期利益和长期利益。财务分配所包含的基本内容,可概括为:通过正确核算成本消耗,合理反映医院的财务成果,使成本费用与收益相配比,以较少的耗费取得较大的经济效益和社会效益。

(三)监督职能

财务活动能反映医院资金的利用以及对外投资的成果,暴露医院经济管理工作中的问题。为了合理地处理财务关系,国家制定了有关方针、政策,财务管理必须按有关规定对医院的财务实行监督,这就是财务监督职能。

二、医院财务管理的内容

2010年12月28日财政部和卫生部颁布的《医院财务制度》和《医院会计制度》,对医院财务管理的内容有明确的规定,主要包括资金筹集、预算、收入与支出等管理。在市场经济条件下,医院财务管理应更多地引入企业财务管理的内容。

(一)计划经济体制下财务管理的内容

1.资金筹集管理

医院筹集资金是为了开展医疗服务活动,新建医院需要筹集资金,正常运行的医院同样也需要筹集资金。资金筹集管理是医院财务管理的重要内容。

2.预算管理

国家对医院实行"核定收支,定项(定额)补助,超支不补,结余留用"的管理办法。国家财政对医院进行经常性补助用于维持医院正常运转;专项补助用于医院发展。预算管理主要通过单位预算的编制、审批和执行,对单位各项财务收支计划进行管理。

3.收入管理

医院的收入有医疗服务活动过程中取得的医疗收入、药品收入和其他收入,有国家拨给的财政补助收入,上级补助收入。收入管理主要是对收入项目、收入范围等进行的管理。

4.支出与成本费用管理

医院的支出有医疗支出、药品支出、管理费用支出和专项补助支出等。支出管理就是对支出项目、范围进行的管理。成本管理主要是对成本对象进行归集和成本控制。

5.结余与其分配管理

医院收支结余包括医疗收支结余、药品收余、财政专项补助收支结余。结余与其分配管理主要是对医疗收入分配和使用所进行的管理。

6.基金管理

基金是医院资产减去负债的净资产,它是医院内部形成、其他单位或个人捐赠的各种资金,分为:事业基金、固定基金、专用基金。基金管理是对医院基金的取得和使用所进行的管理。

7.负债管理

医院负债包括流动负债和长期负债。负债的管理包括款项、应付款项、暂存款项、应缴款项的管理等。

8.流动资产管理

医院的流动资产包括货币资金、库存物资等,流动资产管理主要是对医院的货币资金、库存款项所进行的管理。

9.固定资产管理

医院固定资产包括房屋建筑物、专业设备等。固定资产管理主要是对医院固定资产所进行的管理。

10.医院无形资产管理

医院无形资产是指不具有实物形态,能较长时间为医院提供收益的资产。例如:名誉、商标等。无形资产管理是指对医院无形资产的取得、使用、减少所进行的管理。

11.对外投资管理

医院对外投资是医院附属单位开展的对外投资项目,包括短期投资、长期投资。有以货币资金、实物、无形资产形式向其他单位的投资,有以货币资金购买的债券投资。医院要加强对外投资的管理。

12.财务清算管理

随着医疗卫生事业改革的进一步深化,在市场经济体制下,产权改革、资产重组以及区域卫生规划的实施等,会引发医院"关、停、并、转"现象,医院"关、停、并、转"的时候,要进行财务清算。加强财务清算期间的财务管理,也是医院财务管理的重要内容之一。

13.财务报告与分析管理

财务报告是医院根据账册记录编制的,反映医院一定会计期间内经营成果和资金使用情况的书面报告。财务分析主要是通过利用财务报告所提供的各种有关资料,根据经营成果,对一定时期内医院财务活动所进行的研究、分析和评价。开展财务分析是科学合理地制订下一个年度财务预算的基础,也是了解和预测医院经营方向的重要过程,财务分析是当前医院财务管理的一个弱项,需要大力开展和推广。

14.财务控制与监督管理

财务控制与监督主要是依据国家有关方针、政策和财务制度对医院各项财务活动所进行的监督和控制,是实现医院财务管理目标的重要手段。

在医院财务管理中,预算管理是工作中心,收支管理是基础,财务分析是手段,财务控制与监督是保证。努力做好财务管理工作,对于制订管理计划、目标、重点和措施,提高资金使用效率,促进医院健康发展都将起到重要的作用。

(二)市场经济体系下财务管理的内容

市场经济环境下,为了提高资金的使用效率,除了开展原有的财务管理活动外,更应适应现代管理的需要,开展项目投融资决策、资本结构分析和结余分配等活动。此外,预算管理也应是需要加强的内容。因此,市场经济体制下,财务管理的主要内容包括以下几点。

1.预算管理

预算是事业单位根据事业发展计划和任务编制的年度财务收支计划。预算管理是国家根据客观经济规律的要求,为使预算资金有序高效运行而进行的计划、组织、指挥、协调、控制活动。它的主体是国家或预算职能部门,目标是达到资金高效有序运行。

医院预算管理的内容不仅包括医院业务预算管理,还包括财务预算管理。医院全面预算以医疗服务收入为起点,扩展到采购、成本、费用、资金等各个方面,从而形成一个完整的体系。业务管理包括医疗服务收入预算、支出预算、费用预算、成本预算、管理费用预算等;财务预算包括现金预算等。

2.融资决策

融资是指资金的来源和渠道。医院融资渠道非常单一,主要靠医疗服务收入和政府财政拨款,财政拨款基本上满足了人员工资和日常费用的消耗,财务管理人员主要的工作是将资金管好用好。但是,在市场经济环境下,医院的财政拨款越来越不能弥补医院的费用支出,医疗资金的需求也越来越大,因此,如何解决资金来源的问题,从哪儿筹资,如何筹资,筹多少资才能够保证医院的发展和使用等问题成为管理者需要考虑的重要问题。因此,融资管理越来越重要,成为财务管理中的首要问题。

3.投资决策

投资是以收回现金并取得收益为目的而发生的现金流量。在资金有限的前提下,如何选择,如何投资才能发挥资金最大的效益是投资决策的核心内容。例如:医院的一笔资金可以购买设备,兴建医院,开办特色门诊,增加新的服务项目等,投入到哪种项目中,才能发挥最大作用? 同样的现金流出,医院希望取得更多的现金流入。因此,医院需要研究投资决策的可行性、合理性和实用性。

4.项目管理

医院的投资管理越来越多地以项目的方式存在,项目管理的内容包括项目周期、项目投资总费用、项目投资分析等。项目管理需要数理基础和大量的基础信息,采用一定的技术方法,这是项目投资决策成功的关键,因此越来越引起管理者的重视。

5.资产管理

医院的资产表明一个医院的经济实力和发展潜力,固定资产体现了医院的规模,流动资产体现了医院的运行状况。医院要合理规划固定资产和流动资产的比例,同时还要对固有资产和流动资产进行分类管理。资产管理的好坏,决定着医院发展的规模和效果。

6.负债管理

在医疗市场激烈竞争的情况下,卫生部门原有的筹资渠道发生了很大的改变。政府对卫生事业的投入却由 1990 年的 24.99％ 下降到 2000 年的 15.25％。在政府筹资不足的前提下,负债筹资越来越成为医院出于自身发展需要向在融资市场上采取的一个主要的方法和手段。但是负债经营必须以偿还能力为前提。如果不能按时偿还债务,医院的发展就会陷入困境。因此,对于管理者来说,测定偿债能力,有利于做出正确的筹资决策和投资决策;而对于债权人来说,偿债能力的强弱是他们做出贷款决策的基本的决定性依据。适当负债是必要的,但在市场经济环境下,由于负债具有一定的风险性,负债到什么程度不会对医院发展产生负面影响,是医院管理者进行理财或资本融资时必须认真思考的问题,也是负债管理中的重要内容。

7.结余管理

取得一定的结余也是医院发展中的一个重要内容,科学合理地核算和分配结余,不仅有利于调动医疗工作者的积极性,也关系到医院的发展规模和方向。因此,医院需要正确核算收支结余,真实准确地计算和反映收支结余或亏损的形成,以及结余的分配或亏损的弥补缺口,向决策者提供管理信息。因此,结余分配政策的制订也是医院结余管理的一项重要内容。不同性质的医院,其结余分配政策也不尽相同。对于大多数非营利性医院,除根据国家有关规定,以及医院的具体情况提取职工福利费基金外,其余转为事业基金,用于医院的发展。而对于营利性医院,在考虑提取职工福利费基金、结转事业基金的基础上,更重要的是要考虑投资人的利润回报和股东的利益。过高的股利会影响医院再投资的能力,但过低的股利有可能引起股东的不满,从而导致投资的减少,也会影响医院的发展。因此,如何合理分配利润,也是医院现代财务管理中的重要内容。

第四节　医院财务管理的方法

为了实现财务管理目标,财务管理需要一定的方法,包括定性方法和定量方法。在不同的财务管理环节上,财务管理的方法也不同。

一、制订财务制度

财务制度是医院组织财务活动的规范,是对医疗服务活动实行财务监督的依据,是处理各种财务关系的准则。为了有效地对医院进行财务管理,医院必须根据国家的有关方针、政策、法令、财经制度和财务制度,结合本单位的实际情况制订本单位的财务制度,使财务管理工作有法可依,有章可循。医院财务制度主要有财务会计制度、资金管理制度、财产物资管理制度、成本管理制度、财务收支审批制度、财务内部控制制度等。财务制度既要符合国家统一制度的规定,又要符合本单位的实际情况,还要简便可行,为有关部门和人员所接受,以便有效地加强财务管理和监督。

二、财务预测

财务预测是指根据有关的财务活动的历史资料,依据现有条件和未来发展趋势,运用科学的方法对未来财务活动状况可能达到的数额和发展趋势所进行的预计和测算,为财务决策和财务预算提供科学的依据。

财务预测的方法:第一,充分掌握过去的会计核算资料和计划期的有关指标,运用数学的方法加以计算分析,借以对未来财务指标或经济效益进行预测;第二,由熟悉财务业务活动的专门人员,根据过去的经验以及计划期的有关因素,对医院财务状况进行分析、判断,对未来的财务状况提出预测意见,预测出结果后再认真进行评价,并加以修正,减少盲目性,提高预见性。

财务预测的内容:第一,明确预测对象和目的。预测的对象和目的不同,则资料的搜集、方法的选择、结果的表现方式等也有不同的要求。为了达到预期的效果,应根据预测的具体对象和目的,确定预测的范围,保证预测的结果。;第二,确立财务预测的基本程序。确立财务预测的目标,有目的地搜集资料,对各类资料进行科学的归类、汇总、调整等加工处理,选择合适的预测方法,有效地进行预测,检查和修正预测的结果,分析误差及其产生原因,以保证目标的达成。;第三,选择财务预测的主要方法。财务预测的主要方法有时间序列预测法、趋势预测法、因素预测法、现金流量法等。

三、财务决策

财务决策是指在财务预测的基础上,对已提出的各种方案定性、定量分析进行科学的、经济的、技术的论证,作出有根据的分析结论,经过分析比较,权衡利弊得失,确定最佳方案。

财务决策一经确定,就要编制相应的预算计划,并调整医院的经济活动,因此是医院决策的重要组成部分。财务决策的正确与否直接关系医院的兴衰和成败。决策方法包括以下几点。

其一,优选对比法。优选对比法是将各种方案排列在一起,按其经济效益的好坏进行优选对比,从而做出决策的方法。这是财务管理中的一个基本方法,包括总量对比法、差量对比法和指标对比法。总量对比法是对不同方案的总收入、总承包或结余等进行对比,以取定最佳方案的一种方法。差量对比法是对不同方案的预期收入之间的差额进行对比,求出差量利润,以便做出决策。指标对比法是对不同方案经济效益的指标进行对比,以取定最优方案的一种方法。例如:在进行长期投资决策时,可把不同投资方案的净现值、内含报酬率、现值指数等指标进行对比,从而选择最优方案。

其二,线性规划法,是根据运筹学原理,对具有线性联系的极值问题进行求解,从而确定最优方案的一种方案。在若干约束条件下,例如:资金总量、服务人次、检查次数等一定的情况下,这种方法能够帮助管理人员对如何合理组织人力、财力、物力等做出最优决策。

其三,损益决策法。这是在不确定情况下进行决策的一种方法,是将各个方案的收益的最大值和最小值都计算出来,然后取其最大值。

四、财务预算

财务预算是医院对其一定时期内资金运动所作的计划,是以货币形式把各方面的计划综合平衡起来,便于医院内部各职能部门根据统一的目标,安排自己的活动,采取必要的措施,保证计划的完成。医院财务预算计划,主要包括资金筹集和使用计划、业务收支计划、成本费用计划、流动资金计划、专项资金计划等。

编制财务预算计划的程序:收集和整理资料,并根据上期指标执行情况和财务决策,合理提出财务计划指标,结合医院各项工作计划,对各项指标进行协调、综合平衡,在先进、合理的技术经济定额的基础上,调整指标,编制财务计划。

编制财务计划的方法有以下几种。

(1)平衡法:指在编制财务计划时,利用有关指标客观存在的内在平衡关系计算确定计划指标的方法。例如:在确定一定时间现金期末余额时,便可利用如下公式:

$$期末现金余额=期初余额+本期增加额-本期减少额$$

平衡法的优点是便于分析计算,工作量不大,结果比较准确明了,适用于那些具有平衡关系的计划指标的确定。但是在运用平衡法时要注意,具有平衡关系的每一个指标不能重复或遗漏,并且计算口径要一致。

(2)因素法:也称因素推算法,是指在编制财务计划时,根据影响某指标的各种因素,来推算该指标计划数的方法。因素法计算出的结果一般比较准确,但计算过程比较复杂。

(3)比例法:是指在编制财务计划时,根据历史形成的比较稳定的各项指标之间的比例关系,来计算计划指标的方法。例如:在推算一定时期资金占用量时,可以使用历史上的资金占用额与业务收入之间的比例和当期业务收入来确定。比较法的优点是计算简便,但所使用的比例必须恰当,否则会出现偏差。

(4)定额法:指在编制财务计划时,以定额作为计划指标的一种方法。在定额管理基础比较好的医院,采用定额法确定的预算指标不仅切合实际,而且有利于定额管理和计划管理相结合。但要根据实际情况的变化不断修改定额,使定额切实可行。

五、财务控制

财务控制是指在经营活动过程中,以计划和各项指标为依据,对资金的收入、支出、占用、耗费进行日常的计算和审核,以实现计划指标,提高经济效益。

实行财务控制是落实计划任务,保证计划实现的有效措施。为了保证财务管理工作任务的完成和财务计划目标的实现,医院财务部门必须加强日常财务控制工作,以财务制度为依据,以财务计划为目标,以财务定额为标准,并与经济责任制相结合,明确各科室、各部门和有关人员的责权关系,使财务控制工作岗位化、具体化。

财务控制方法包括以下几项工作:制订控制标准,将标准分解到各科室或个人,便于日常控制;执行标准,主要采用实耗指标,限额领用,限额支票等;对实际完成的差异及时发现,分析研究,消除不利差异,以便及时调整预算计划。财务控制的方法体现在事前控制、事中控制和事后控制的全过程中。

六、财务分析

财务分析是指以会计核算资料为主要依据,对单位财务过程和结果进行调查研究,并与上期资料对比,进而对财务状况进行分析并采取有效措施,以保证计划的完成。借助财务分析,可以掌握财务计划和财务指标的完成情况,并有利于改善财务预测、财务计划工作,研究和掌握医院财务活动的规律性,不断改进财务工作。财务分析的主要方法包括比较分析法、比率分析法、综合分析法等,下面简要介绍其中的几种。

(一)比较分析法

通过将相关指标进行对比来分析医院财务状况的一种方法。比较分析法要对同一指标的不同方面进行比较,从数量上确定差异,为进一步查找差异原因提供依据。例如:通过与计划数的比较,可以查明该项指标完成计划的程度;通过同历史时期有关数字比较,可以发现有关财务指标的趋势等。比较分析法是一种方便实用的方法,它适用面广,具有分析过程简单、解释问题清楚等优点。但是在运用比较分析法时,一定要注意指标之间的可比性,可比性是应用比较分析法的前提。

(二)比率分析法

比率分析法是将有关指标进行对比,用比率来反映它们之间的关系。主要的比率如下。

1.相关指标比率

这是指根据财务活动存在的相互依存、相互联系的关系,将两个性质不同但又相关的数值相比,求出比率,从中找出客观规律。例如:将医院的收入和固定资产的占用联系在一起计算比率,反映资金占用率的情况。

2.构成比率

计算某指标的各个组成部分占总体的比重,分析其内容的变化趋势。例如:将负债资金同全部资金进行对比,求出资产负债率,以反映财务风险大小。

3.动态比率

将某项指标的不同时间数值相比,求出比率,反映财务活动的变化程度,分析有关指标的发展方向和增减速度。

(三)综合分析法

把有关财务指标和影响医院财务状况的各种因素都有序地排列在一起,综合分析医院财务状况和经营成果的一种方法。对任何单一指标、单一因素进行分析,都不能全面评价医院的财务状况及其发展变动趋势,必须进行综合分析,才能对医院财务状况作出全面、系统的评价。在进行综合分析时,可以将以上提到的方法综合运用开展评价。

七、财务检查

财务检查是以核算资料为主要依据,根据国家制订的财经纪律及单位内的财务管理办法,对单位各项财务活动的合法性、合理性和有效性进行检查,它是实现财务监督手段的重要体现。通过财务检查,可以肯定成绩,揭露问题,有效地保证计划的完成,维护财经纪律,不断提高财务管理水平。通过检查,揭露单位的违法乱纪行为,发现财务管理环节中存在的问题,促使单位加强经济核算,改善财务管理。

财务检查的方法包括单位内部检查和外部检查两种。单位内部检查主要是指各个科室、各个机构内部自身开展的检查,由财务人员、内审机构人员及其他有关部门完成。单位外部检查主要由卫生主管部门、财政部门、物价部门、审计部门及其他部门来完成。

第五节　医院财务环境

医院是在一定的环境下诞生、存在、发展的,医院开展财务管理活动必然要受到国家的政治、经济体制以及相关政策法规制度等许多因素的制约,医院开展财务活动所产生的各种财务关系也应该受到国家政策的指导,这些客观存在的因素必然对医院财务活动产生一定的影响,财务管理活动的结果也是这些因素相互作用的结果。这种作用于理财主体的财务活动的条件、因素的总和,就是财务环境。

财务环境是实施财务管理的基础,没有良好的财务环境,就不能行使财务管理的各项职能。而财务环境也是动态可变的,它随着政治、经济、管理体制等外部因素的变化而变化。市场经济条件下,医院的财务活动是一个开放系统,与内外部环境发生着资金、信息等方面的广泛交流。要实现医院财务管理目标,就要认识和把握医院的财务环境,并根据环境的变化做出相应的决策,以明确有利和不利的条件,避免决策失误,实现财务管理的目标。

一、财务管理环境分析

医院财务环境按构成范围可分为外部财务环境和内部财务环境。从医院的外部环境来看,包括政治、经济、法律、文化教育等各方面的环境;从医院内部看,医院组织形式、内部管理体制和管理组织机构、医院领导者和管理人员的素质等都对财务管理产生不同程度的影响。

(一)外部财务环境

所谓外部财务环境是指医院外部影响财务活动的条件和因素。外部财务环境的主要特点是影响范围大,影响间接,不容易控制也不便加以利用,包括外部软环境和硬环境。

医院财务活动的外部软环境,是指影响财务活动的外部制度因素。如国家颁布的各种财政法律文件、财务法规、财务制度等,这些因素的存在,制约和影响着医院各种财务决策和财务行为,医院在规划、实施其财务行为时必须遵守和服从。

医院财务活动的外部硬环境是指在一定的时间和空间条件下,在一定的数量规模上影响医院财务活动的客观条件和因素。如生产要素市场、金融市场、信息机构、国家有关管理机构、有经济业务记录的单位等。医院在规划、实施财务行为时,受其制约和影响。

医院外部的财务软环境和硬环境之间有着密不可分的关系,如国家颁布的各项财经法规制度,是医院外部财务软环境,它又与上级有关管理部门、财税机关、审计机构等硬环境的监督密切相连,只有将软环境和硬环境结合在一起,医院才能开展正常的财务活动。医院财务外部环境是独立于医院客观存在的,是医院不能控制和改变的。医院只能因势利导,充分利用有利的外部环境开展医院的财务活动。社会主义市场经济条件下,医院财务外部环境的主要内容如下。

1.宏观经济环境

医院的经济活动,是市场经济条件下社会经济运转中的一个组成部分,它直接受到国家的经济形势、政治形势、科技发展等总体环境的影响。国家根据整个国民经济发展和运行的需要,在一定时期内可能实施一系列的宏观调控政策,这些宏观调控政策、法规、条例,有的对医院财务决策、财务行为产生直接的影响,医院必须在国家宏观调控政策下,规范自己的财务活动。

2.体制环境

计划经济体制下,医院无自主权,经济体制改革以来,国家赋予了医院更多的自主权。机制的转换,给医院注入了新的活力,但同时也使医院财务决策、财务活动出现了许多新情况和新问题。可见医院的财务活动与特定的经济体制相联系。

3.市场环境

计划经济模式下,国家集中过多,统得过死,医院形成了"等、靠、要"的思想,由于国家财力有限,卫生事业的发展缓慢;市场经济体制下,医院处于市场经济环境之中,医疗收费实行计划控制,成本消耗遵照市场价格。医院的财务管理首先就要考虑市场因素,加强经济管理,努力降低成本,提高经济效益。

4.法律环境

医院开展财务管理,必须遵行国家现有的法律法规。法律环境不仅为医院经营规定了行为准则及限制条件,而且为医院合法经营提供了保障。医院在提供服务的过程中,必须遵循的法律法规包括以下内容。

(1)《中华人民共和国会计法》:是开展会计核算和财务管理的基本法规。

(2)《中华人民共和国税法》:目前,医院分为营利性医院和非营利性医院,对于营利性医院,国家明确规定要依法纳税,所以税法中的相关规定,尤其是营业税的相关规定是营利性医院需要遵守的。

(3)财务法规:开展财务管理除了要遵守会计法以外,由于卫生系统的特殊性,在事业单位财务管理准则的基础上,财政部、卫生部联合下发了《医院财务管理办法》和《医院会计核算制度》,是开展财务管理所必须遵循的法规。

5.金融环境

金融环境主要影响医院的融资理财,金融环境对医院的影响表现在金融市场和金融机构中。

（1）金融市场：金融市场的参与者包括资金的供给者和需求者。金融市场既为资金的需求者提供筹资的场所，也为资金的供给者提供多种投资和获利的机会。完善发达的金融市场对于调节资金的供求和流通，促进医院发展具有重要的意义。影响医院财务管理的金融市场包括以下几点。

其一，货币市场：指融资期限在一年以内的短期资金市场。它包括：第一，票据贴现市场。商业票据的持有人在票据到期之前可到银行将商业票据转让给银行，银行以一定的贴现率计算贴现息以后，将票据到期额扣除贴现息之后的余额支付给持有人，持有人借此实现短期融资。第二，短期证券市场。信誉好的医院需要短期资金时，可以通过发行短期融资券筹措资金，以满足经营活动的需要。

其二，资本市场：指融资期限在一年以上的长期资金市场。它包括：第一，长期借贷市场。银行等金融机构从社会各方吸收存款作为资金来源，向医院提供长期贷款。第二，长期证券市场。筹资者通过发行股票或债券筹集相对稳定的长期资金，投资者通过买卖股票或债券获得投资收益。

（2）金融机构：金融机构是在金融市场上沟通资金供给者和资金需求者之间资金融通的媒介。资金供给者和资金需求者之间有时会直接交易，即直接融资，但更多的时候是通过一定的金融机构进行间接融资。我国目前的金融机构包括中国人民银行以及各种政策性银行。此外还有一些金融机构，例如：信托公司、证券公司、租赁公司等。这些机构通过多种不同的形式为医院的筹资提供了必要的服务。随着经济的发展，这些金融机构在医院的筹资理财活动中所发挥的作用将会越来越大。

（二）内部财务环境

所谓内部财务环境，是指医院内部客观存在的条件和因素，医院内部财务环境也可分为软环境和硬环境。内部财务环境的主要特点是影响范围小、影响直接、易把握。医院内部财务环境是医院进行财务活动的基础，是医院发展的基本条件。

医院内部财务软环境一般是指医院内部自行制订的管理规章制度。医院在规划、决策财务活动时，必须对医院领导的财务管理水平以及职工的素质加以全面考虑，从而做出全面而客观的决策。医院内环境始终影响和制约着医院的财务活动。

医院内部财务硬环境，一般是指医院的资产、负债状况，如固定资产、流动资产的规模、结构以及两者之间的比例关系，固定资产利用程度，医院资产负债率等。这些硬环境实际上是医院的财务条件和能力。医院在规划其财务活动时将直接受到这些因素的影响。医院财务管理人员必须从本单位实际情况出发,根据财力可能合理安排医院财务活动,做到客观实际。医院内部财务环境中的软环境和硬环境之间相互结合,制约和影响着医院的财务活动。

医院内部环境的资料一般比较容易取得,而且往往有现成资料可以利用。医院内部财务环境从内容看,一般包括医院类型、医院规模、内部管理水平和组成人员素质、资金构成、设备状况、业务运转环节等。

1.组织结构

医院的组织结构对医院财务管理的质量影响很大。医院改制以后,出现了股份制医院,并形成董事会,董事会制订决策,委派总经理执行决策。在这种股份制医院中,出现了首席财务总监(CFO),专门负责财务管理工作,因此,在这种组织结构中,财务管理的环境较好,管理的水平也较高。如果不具备这种组织结构,在现有的医院体制下,若能够实行总会计师制度,对财务管理活动也非常有利。

2.财务管理水平和素质

医院的财务管理水平是医院内部财务管理体制和制度、基础管理工作、财务管理人员业务素质和职业道德、财务管理工作和经验等方面的综合。医院进行财务决策时,必须充分考虑到自身的财务管理水平。财务决策者的素质是指决策者自身的文化水平、知识结构、经历、经验、胆略、年龄等。决策者的素质对选择合理、有效的方案有着极其重大的影响。

3.资产的总量及其结构比例

医院资产代表一个医院的经济实力,医院的固定资产体现医院的规模,流动资产体现医院的营运能力。医院拥有一定的资产,要合理规划固定资产和流动资产的结构比例,还要考虑资产负债率。

二、医院财务环境适应能力

医院财务环境适应能力是指应对财务环境现状的能力,或者说是财务活动和财务管理对财务环境及其变化的适应能力、承受能力、应变能力的总称。

医院财务环境适应能力是反映医院理财综合能力的一项重要标志。财务环境适应能力的强弱,是评价医院财务状况好坏,理财素质高低的一个重要标准。医院财务环境适应能力,主要取决于医院内部财务状况,而不是外部财务状况。医院财务环境的应变能力,是指随着环境的发展变化,能够积极调整财务策略,驾驭和利用环境的能力。市场经济体制下,国家对医院的补贴相对减少,加上医药分业管理的逐步实施,医疗保险的全面推开,区域卫生规划的推行,医院财务环境的适应能力的强弱便越来越明显。医院只有合法地积极组织收入,应对财务环境的变化,才能提高适应财务环境的能力。

第六节　国内外医院财务管理进展

一、美国医院财务管理的先进模式

在美国,公立医院占 21% 左右,其中,美国联邦政府所属公立医院主要包括退伍军人医院、军队医院和印第安人医院;由美国地方政府设立的综合医院和专科医院主要扮演医疗安全网角色,服务于当地低收入者、未参加医疗保险者和普通民众。私立医院虽然是私人投资,但不是以赚钱为目的,投资者基本不参与经营管理,也不从医院获得任何好处,纯粹是回馈社会。2009 年 1 月奥巴马总统执政以来,一直致力于推行医改。经过不懈努力,2010 年 3 月 23 日,奥巴马总统签署了新一轮医改法案。奥巴马医改主要解决健康权应属美国公民的基本权利、加大政府维护民众健康的责任以及抑制医疗费用高速增长等方面问题。奥巴马政府力图通过建立可负担、可获得、全覆盖的商业医疗保险体系和对低收入人群实施政府补助等方式,将其中 3 200 万美国公民强制性纳入医保。

(一)以首席财务官为核心的财务管理组织架构

美国的医院一般设立理事会负责管理工作,理事不领取报酬。院长由理事会负责聘任,没有行政级别,副院长和科室主任由院长聘任,医院在财务、人事等方面享有充分的自主权。美国医院财务组织架构由董事会、首席执行官(CEO)、副院长、中层管理人员和医务人员组成,董事会是医院最高权力机构,审核医院年度预算和投资建议,统筹安排资金。医院经济往来由财务结算中心统一办理,财务结算中心下设采购核算会计、一般财务会计、费用结算会计、账单管理和办公室等岗位;医院通过网络与财务结算中心连接,既能使结算中心及时了解患者费用和业务开展情况,又能使院长及时了解医院财务状况和收支情况。院长是医院 CEO,由董事会聘任。平均每家医院有 60~80 个成本中心,各中心有独立的成本数据收集与预算。中层管理人员是各成本中心经理,负责向副院长直接汇报、制订预算、保证预算执行,核准预算中的开支。首席财务官(CFO)是医院财务组织架构的核心,是向首席执行官直接汇报的最高财务长官和医院运营战略、资本规划专家,负责监控财务数据、财务报告管理和内部控制,确保财务信息的正确性与一致性。美国医院关注财务流动性(现金和投资流动性),CFO对财务委员会负责,向委员会与董事会提交财务报告,与投资委员会、审计委员会和其他受财务影响的委员会协同工作,同外部审计人员和负责内部审计的副总裁一起审核年报与外部报表。

(二)渠道多样、结构合理的医院资金来源

美国公立医院收入分为提供医疗服务获取的运营收入和基本建设、大型设备购买所需要的资本投资。公立医院日常运营收入中,相当一部分来自面向老人的医疗照顾计划(Medicare)和面向穷人的医疗救助计划(Medicaid)两大政府保险项目的补偿。政府医疗保障要由政府负责筹资,覆盖约27%的人口。在任何情况下美国医院急诊室都不允许拒收患者。美国患者欠费约占医疗费用4%左右,联邦政府负责承担85%,其余部分主要由医院和商业保险公司、慈善救助等途径解决。

公立医院资本投资来源多样,既包括政府补贴或专项拨款,也包括政府担保的市场融资和民间捐赠,筹资渠道包括慈善性捐款、免税债券、政府补助和低息贷款、商业借款和证券融资。医院可以发行相对低成本、免税的债券获得收益,为建设和更新设施提供资金。很多医院建立了附属的基金会以接受、管理慈善赠款,所得慈善募款使用以项目形式开展,涉及医院发展(基础设施建设和翻修、设备购置和更新)、创新科研启动基金和医疗救助等项目。在公立医院日常运营中,政府投入方式有特别征税和下拨补贴。政府投入在公立医院运营收入中占比3%~50%,比重取决于公立医院多大程度上扮演了医疗安全网角色,即为地方没有任何医疗保险的低收入者提供未获补偿的欠费服务量。政府投入占公立医院资本投资比重差异也极大,影响因素包括当地社会经济人口状况、政府财政状况、政府与公立医院市场融资的信誉度和公立医院自身筹款能力等。

Medicare和Medicaid尝试各种形式灵活的打包付费方式,设定严格的质量及其他绩效标准,激励公立医院提供优质服务。美国医院不依靠药品挣钱,门诊一般不设立药房;医师开具处方后,通过网络信息系统将其自动传输到零售药店,由患者自行购药。药品经销商独立于医院和医师外,相互之间没有直接的经济利益关系。美国医改实施3年多来,在扩大医保可及性、改革医疗服务市场、

降低医疗费用和改进服务质量方面取得较大进展。

(三)以预算管理为主线的医院全方位成本控制

美国政府对公立医院的补偿是基于疾病诊断相关分组(DRGs)的付费方法,引导供方主动控制成本、保证服务质量。医院建立了分类清晰的会计科目表、快速准确的会计系统和综合信息管理系统,有明确的预算手册和预算日程表。预算数据准确,有较强的可操作性,预算经医院董事会和集团董事会批准才能执行。医院重视项目预算执行控制,对预算执行情况进行系统评价,逐项对预算差异进行分析说明,确保开支严格按预算项目和金额执行。重视对患者医疗费用的控制,在保证医疗需要的前提下,能不做的检查决不做,能用便宜药品,决不用贵重药品,药品费只占医药费 10%～20%。为控制采购成本、减少资金占用,美国医院对物资实行批量采购、集中供应。

(四)为院长描绘经济活动全景的医院财务报告

美国对公立医院实施强制性信息披露管制,公立医院发布的年度财务报告(披露其服务能力、服务流量以及财务结构)非常容易获得,最常见、最基本的医院财务报告包括资产负债表、收益表和预算表这 3 份财务报表。其中,资产负债表反映了过去某一时期内医院的财务宏观变化,可以告诉医院院长在一个财政年度的财政资源、负债和资产净值情况。收益表可以报告某一时期内医院创造的收入以及在同一时期内的费用开支,让院长了解这一时期的盈亏状况。美国医院预算包括以下 6 大类:①业务预算,包括医院预算患者占床天数、入院患者数量和出院患者数量等;②收入预算,决定从患者收费上所得到的毛收入多少,用总单位服务量乘以患者的收费价格得到毛收入额;③人事预算,由职工数量乘以他们工资率得出的预算;④业务开支预算,是预算医院运转所需开支、医院消费及服务费用;⑤资本预算,是医院计划购置新仪器或更新仪器预算计划;⑥现金预算,由医院创造收入减去开支。预算表有利于医院管理人员研究发展动向,将未来长期和短期目标具体化。美国医院财务人员通过财务报表和财务分析将医院经济活动呈现在院长面前,使其了解医院经营状况,分析医院的机会与威胁。

二、国内医院财务管理的最新进展

发展迅速、运行成本攀升、经济管理粗放、相对成本过高、财务控制乏力、投入不足与浪费严重并存,这曾经是国内公立医院普遍存在的经营管理状况。近年来,国内医院一方面按照新《医院财务制度》和《医院会计制度》要求,完善财务管理制度和管理信息系统,顺利实施新财会制度;另一方面,适应公立医院经营方式的变化,如医院托管、医院集团和医疗联合体,不断创新财务管理模式。

(一)适应新财务、会计制度要求,推进财务管理科学化、精细化

为规范医院会计核算,提高会计信息质量,国内医院以《医院财务制度》和《医院会计制度》的施行为契机,在财务人员培训、制度衔接、资产管理、成本核算、预算管理、内部控制和财务分析等领域做了大量工作,取得了明显进展。

1.加强制度执行组织领导,财务管理地位显著提升

各医院主要负责人和分管领导高度重视新医院财会制度的实施,切实加强领导,将其作为全面提高医院管理水平的重大机遇,明确了实施方案和部门任务,将实施责任落实到具体岗位和个人。财务部门发挥了牵头作用,精心做了组织、宣传、培训、实施、指导和督促等各项工作。各医院建立了财务部门和人事、设备管理、基建、信息、后勤等部门之间的分工协作机制,将医院一切财务收支、经济核算、成本管理和财务管理工作纳入财务部门统一管理。各医院根据新医院财会制度和相关规定的要求,结合医院业务流程,理顺了预算管理、会计核算和成本核算等财务管理工作岗位设置,明确岗位职责,调整配置相适应专职人员和兼职人员,完善内部控制制度,财务管理在医院经济管理决策中的地位得以彰显。

2.财务业务培训规模空前,全面准确掌握制度要求

在新旧《医院财务制度》和《医院会计制度》衔接前后,各医院一方面选派了部分财务业务骨干,参加卫生主管部门和卫生经济学会组织的制度培训班,另一方面,各医院内部多次组织基层财务人员进行了深入学习,全面掌握、准确理解制度规定,在较短的时间内,以较高的财务人员素质有力保障了新旧制度的顺利衔接。此外,近年来,国内医院就新制度执行过程中面临的各种热点和难题进行了频繁而深入的业务交流,广大财务人员业务水平相应得到大幅度提升。

3.做好医院基础管理工作,确保财务规范高效运行

各医院结合新旧制度衔接,做了大量的工作,摸清了医院家底,确保了财务规范高效运行:①制度衔接。完成本单位资产和负债的全面清查、盘点和核实、账龄分析,资产盘盈、盘亏以及应确认而未确认的资产、负债经审计后,按规定报批、处理完毕。对本单位固定资产和无形资产原价、资金来源、已使用年限、尚可使用年限等进行了核查,并计提固定资产折旧、追溯确认待冲基金。将旧账中各

会计科目余额转入新账,并按新制度进行调整,将基建账相关数据并入新账,按调整后科目余额编制科目余额表,作为新账期初余额。②升级财务管理软件。各医院加快了财务信息化建设步伐,以会计核算为主线,以预算管理为核心,以物流管理为基础,以绩效考评为手段,通过会计核算、财务管理、成本核算、物流管理和固定资产管理等系统的衔接,搭建统一财务管理平台,实现各系统从同一源头取数,做到资金流、物流、信息流同步。③全面预算管理。各医院严格执行部门预算管理规定,一些医院成立了预算管理委员会,建立了由医院主要负责人负总责,财务部门牵头实施,职能业务部门共同参与、分工协作的工作机制,规范了预算编制、审批、执行、决算、分析和考核等环节的工作程序。④成本管理。各医院积极开展成本核算,在科室成本的基础上,逐步开展医疗服务项目成本、病种成本、医疗全成本和医院全成本核算工作。⑤固定资产管理。部分大型医院已经开展大型医用设备购置的可行性论证、经济效益分析和单机效益分析,并与资产管理、预算管理相衔接。⑥内部财务管理制度。各医院结合新制度的要求,重点健全了预算管理、成本管理和内部控制等方面的制度。

(二)适应公立医院经营方式的变化,致力于财务管理模式的创新

随着医改的深入,不少医院在探索医疗服务新模式,以便充分、合理利用医疗资源。目前,北京、上海、深圳、武汉等地在公立医院改革进程中,出现了一些新方式,如合作、托管、重组、医疗联合体、医院集团和院办院管等,医院财务管理模式随之创新。本部分重点介绍托管、医疗联合体和医院集团下的财务管理。

1.省级大型医院托管基层医院,提高优质医疗资源配置效率

托管是指在医疗机构双方资产归属不变、独立法人不变、医院性质和功能不变、财政拨款渠道和相关政策不变、职工身份及待遇不变的前提下,将基层医疗机构的行政、人事调配权和经营管理决策权委托给具有较强经营管理能力的大型医院管理。产权不是托管的决定因素,大医院的管理、品牌、人才和技术等非产权因素是托管的促成因素。例如:2011 年,同济医院南下托管咸宁市中心医院,获得咸宁医院经营决策权、干部任免权和人事调配权,并全面输入自身的品牌、人才、技术、管理理念和管理模式等;咸宁医院借力提升医疗水准,使基层百姓享受优质医疗资源。托管一年,同济品牌、技术与管理在咸宁不断生根,当地百姓可以在家门口享受"同济水平、咸宁价格"。按托管医院对被托管医院财权的集中程度可分为集中型、分散型和折中型 3 类,被托管医院具体采用哪类财务管理体制视具体情况而定。若被托管医院财务管理规范,基础工作扎实,则可采

用分散的委派财务管理体制;若被托管医院财务管理不规范,会计基础工作较差,则宜采用统一财务管理体制。

2.构建区域性纵向医疗联合体,发挥医疗资源整体利用效能

医疗联合体是指一定地域内不同类型、层级的公立医院组合起来,成立协作联盟,成为利益共同体和责任共同体。医疗联合体属于松散型技术协作模式,在不改变医院隶属关系、产权关系和人员身份的前提下,通过整合各级医院资源,发挥大医院的龙头作用,带动内部各成员单位协同发展。松散型、紧密型两大类医联体的建立初衷都是通过"上下"联合,建立有序的分层医疗。例如:2012年,北京市医院管理局推出北京朝阳医院医疗联盟、北京友谊医院医疗共同体和北京世纪坛医院医疗联合体3个医疗联合体试点,并计划建立20个医疗联合体,建立预约挂号、双向转诊、检验和大型设备检查等绿色通道。医疗联合体突破了传统分级办医体制和行政区域限制,其推进有赖于建立利益平衡机制:对医院外部而言,要改革体制机制,协调分散于编制、财政、发改、人事和医保等部门的职能,确保财政补偿渠道不变,落实对公立医院补助政策,创新投入方式,将财政补偿与医院绩效挂钩,实施医保总额预付制,引导资源合理使用。对医院内部而言,要改革运行机制,建立法人治理结构,实现政事分开、管办分开。医疗联合体为非法人主体,其会计核算是一种内部核算,联合体前期改造添置固定资产、合作期内联合体购置财产物资为共有资产;改造支出分期摊到联合体的营运成本,职工薪酬也计入联合体营运成本,进行交叉服务收入分辨和汇总。

3.建立医院集团,形成规模经济效应,增强医疗市场竞争力

医院集团是若干具有相对独立性的医院为了适应市场经营管理环境和医院内部组织的变化,按照特定要求,借助某些机制,通过发挥品牌效应和群体优势,合理配置集团内的管理、技术和资本等资源,相互结合而组成的医疗联合体。在医院层面,集团化可以推进区域医疗资源整合,减少资源重复投入和浪费,谋求规模经济效应,拓展发展空间,增强市场竞争力。从资源整合角度来看,医院集团可以分为横向整合和纵向整合:横向整合医院集团是指医院集团中只包括城市医院或只包括县级医院,如综合性公立医院、中医院、妇幼保健院和专科医院等;纵向整合医院集团是指以城市医院或县级医院为核心,包括社区卫生服务中心、乡镇卫生院等要素组成的医院集团。例如:2009年,镇江市整合市区二级医院和社区卫生服务中心,组建以资产为纽带、紧密型的江苏康复医院集团和以技术为纽带、松散型的江苏江滨医院集团。医院集团化的最终目的是建立与市场经济相适应的集团医院现代管理制度,以谋求医院的可持续发展,优化医疗资源

配置,提高资源利用效率,实现区域医疗资源的整合和有效利用。因此,医院集团化需要一系列配套改革措施,而不能只是机械、简单地进行资产组合和人员等方面的合并。集团高层要从资产管理、财务管理、组织机构、人事和考核等方面制订完整的工作程序,明确各部门的权责关系。医院集团的每个成员是独立法人,为了整合医疗资源与财务资源,以强带弱,提升整体医疗水平,产生"1+1>2"的效果,集团医院需要创新财务管理模式,加强集团总部财务中心的管理职能,实行全面预算管理,通过一体化财务战略和财务资源的整合,强化竞争优势。

第六章

医院感染管理

第一节 手 卫 生

洗手作为一种简单而经济的操作方法,在控制医源性感染和耐药性细菌方面起着重要的作用。保持良好卫生习惯,避免经手造成环境、医疗器具、患者用品等污染,防止直接或间接造成患者或医护人员的感染,是提高医疗质量、保障患者和医护人员安全等工作的一项重要内容。

一、手卫生的定义

手卫生为医护人员洗手、卫生手消毒和外科手消毒的总称。

(1)洗手:医护人员用肥皂(皂液)和流动水洗手,祛除手部皮肤污垢、碎屑和部分致病菌的过程。

(2)卫生手消毒:医护人员用速干手消毒剂揉搓双手,以减少手部暂居菌的过程。

(3)外科手消毒:外科手术前医护人员用肥皂(皂液)和流动水洗手,再用手消毒剂清除或者杀灭手部暂居菌和减少常居菌的过程。使用的手消毒剂可具有持续抗菌活性。

二、洗手与卫生手消毒设施

(1)设置流动水洗手设施。

(2)手术部、产房、导管室、层流洁净病房、骨髓移植病房、器官移植病房、重症监护病房、新生儿室、母婴室、血液透析病房、烧伤病房、感染疾病科、口腔科、消毒供应中心等重点部门应配备非接触式洗手设施。有条件的医疗机构在诊疗区域均宜配备非接触式洗手设施。

(3)应配备清洁剂,宜为一次性包装。重复使用的容器应每周清洁与消毒。

(4)应配备干手物品或者设施,避免二次污染。

(5)应配备合格的速干手消毒剂,并符合下列要求:①应符合国家有关规定。②宜使用一次性包装。③医护人员对选用的手消毒剂应有良好的接受性,手消毒剂无异味、无刺激性等。④易挥发的醇类产品开瓶后使用有效期不超过30天;不易挥发的产品开瓶后使用有效期不超过60天。

(6)手卫生设施的设置位置应方便医护人员、患者和陪护人员使用,应有醒目、正确的手卫生标识,包括洗手流程图或洗手图示等。

三、手卫生应遵循的原则

(一)基本要求

(1)手部指甲长度不应超过指尖。

(2)手部不应戴戒指等装饰物。

(3)手部不应戴人工指甲、涂抹指甲油等指甲装饰物。

(二)洗手、卫生手消毒应遵循的原则

(1)当手部有血液或其他体液等肉眼可见的污染时,应用肥皂(皂液)和流动水洗手。

(2)手部没有肉眼可见污染时,宜使用速干手消毒剂消毒双手代替洗手。

(3)接触患者的血液、体液、分泌物、排泄物以及被传染性致病微生物污染的物品后,或直接为传染病患者进行检查、治疗、护理或处理传染患者污物之后,应先洗手,然后进行卫生手消毒。

四、洗手指征

(1)直接接触每个患者前后,从同一患者身体的污染部位移动到清洁部位时。

(2)接触患者黏膜、破损皮肤或伤口前后,接触患者的血液、体液、分泌物、排泄物、伤口敷料等之后。

(3)穿脱隔离衣前后,摘手套后。

(4)进行无菌操作、接触清洁、无菌物品之前。

(5)接触患者周围环境及物品后。

(6)处理药物或配餐前。

五、洗手方法

(1)在流动水下,使双手充分淋湿。

(2)取适量肥皂(皂液),均匀涂抹至整个手掌、手背、手指和指缝。

(3)认真揉搓双手至少15秒,应注意清洗双手所有皮肤,包括指背、指尖和指缝,按六步洗手步骤认真揉搓,具体揉搓步骤如下(图6-1):①掌心相对,手指并拢,相互揉搓。②手心对手背沿指缝相互揉搓,交换进行。③掌心相对,双手交叉指缝相互揉搓。④弯曲手指使关节在另一手掌心旋转揉搓,交换进行。⑤右手握住左手大拇指旋转揉搓,交换进行。⑥将5个手指尖并拢放在另一手掌心旋转揉搓,交换进行。

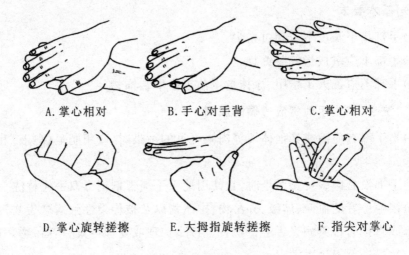

A.掌心相对　　　　B.手心对手背　　　　C.掌心相对

D.掌心旋转搓擦　　E.大拇指旋转搓擦　　F.指尖对掌心

图6-1　6步洗手步骤

(4)在流动水下彻底冲净双手,擦干,取适量护手液护肤。

(5)如为手拧式水龙头,则应采用防止手部再污染的方法关闭水龙头。

六、卫生手消毒方法

医护人员卫生手消毒应遵循以下方法。

(1)取适量的速干手消毒剂于掌心。

(2)严格按照6步洗手法的揉搓步骤进行揉搓,作用时间1分钟。

(3)揉搓时保证手消毒剂完全覆盖手部皮肤,直至手部干燥。

七、外科手消毒方法

应遵循先洗手后消毒的原则,不同患者手术之间、手套破损或手被污染时、术中更换手术衣时应重新进行外科手消毒。方法如下。

(1)修剪指甲,挫平甲缘,清除指甲下的污垢。

(2)流动水下冲洗双手、前臂和上臂下 1/3。

(3)取适量的皂液或其他清洗剂按六步洗手法清洗双手、前臂和上臂下1/3,用无菌巾擦干。

(4)取适量的手消毒剂按六步洗手法揉搓双手、前臂和上臂下 1/3,至消毒剂干燥。

第二节　医院隔离技术

一、概念

(一)隔离

采用各种方法、技术,防止病原体从患者及携带者传播给他人的措施。

(二)标准预防

针对医院所有患者和医护人员采取的一组预防感染措施,包括手卫生,根据预期可能的暴露选用手套、隔离衣、口罩、护目镜或防护面罩,以及安全注射,也包括穿戴合适的防护用品处理患者环境中污染的物品与医疗器械。标准预防是基于患者的血液、体液、分泌物(不包括汗液)、排泄物、非完整皮肤和黏膜均可能含有感染性因子的原则。

(三)个人防护用品

用于保护医护人员避免接触感染性因子的各种屏障用品,包括医用外科口罩、手套、护目镜、防护面罩、防水围裙、隔离衣、防护服、防水胶鞋、呼吸保护器等。

二、不同传播途径疾病的隔离与预防

(一)隔离原则

(1)在标准预防的基础上,医院应根据疾病的传播途径(接触传播、飞沫传播、空气传播和其他途径传播),依据《医院隔离技术规范》采取相应传播途径的隔离与预防措施。

(2)隔离病室应有正确、醒目的隔离标识,并限制人员的出入。黄色为空气隔离,粉色为飞沫隔离,蓝色为接触隔离。

(3)传染病患者或可疑传染病患者应安置在单人隔离房间。受条件限制的医院,同种病原体感染的患者可安置于一室。

(4)隔离患者的物品应专人专用,定期清洁与消毒。日常工作随时做好消毒,患者出院、转院和死亡后应进行终末消毒。

(5)接触隔离患者的工作人员应按照隔离要求穿戴相应的隔离防护用品,如穿隔离衣、戴医用外科口罩、手套等,并进行手消毒。

(二)接触传播疾病的隔离与预防

经直接或间接接触传播疾病如消化道感染、多重耐药菌感染、皮肤感染等患者,在标准预防的基础上,还应采用接触传播的隔离与预防措施。

1.患者的隔离

应限制患者的活动范围,减少转运。如需要转运时,应采取有效措施,减少对其他患者、医护人员和环境表面的污染。

2.医护人员的防护

(1)接触隔离患者的血液、体液、分泌物、排泄物等物质时,应戴手套;离开隔离病室前,接触污染物品后应摘除手套,洗手和(或)手消毒。手上有伤口时应戴双层手套。

(2)进入隔离病室,从事可能污染工作服的操作时,应穿隔离衣;离开病室前,脱下隔离衣,按要求悬挂,每天更换清洗与消毒,或使用一次性隔离衣,用后按医疗废物管理要求进行处置。接触甲类传染病应按要求穿防护服,离开病室前,脱去防护服,应确保工作服及皮肤不接触污染的环境表面,脱去的防护服应按医疗废物管理要求进行处置。

(三)空气传播的隔离与预防

接触经空气传播的疾病,如开放性肺结核、麻疹、水痘、流行性出血热等,在标准预防的基础上,还应采用空气传播的隔离与预防。

1.患者的隔离

(1)疑似或确诊患者宜安置在负压病房中。疑似患者应单人间安置,确诊同种病原体感染的患者可安置在同一病室,床间距不＜1.2 m。

(2)当患者病情允许时,应戴医用外科口罩,定期更换,其活动宜限制在隔离病室内。

(3)应严格空气消毒。

(4)无条件收治时,应尽快转送至有条件收治经空气传播疾病的医疗机构。暂不能转出的患者,应安置在通风良好的临时留观室或空气隔离病室。

2.患者的转运

(1)应制订经空气传播疾病患者院内转运与院外转运的制度与流程。

(2)转运时工作人员应做好经空气传播疾病的个人防护,转运中避免进行产生气溶胶的操作。患者病情容许时应戴医用外科口罩。

(3)转运过程中若使用车辆,应通风良好,有条件的医院可采用负压转运车。转运完成后,及时对转运车进行终末消毒。

3.医护人员的防护

(1)应严格按照区域流程,在不同的区域,穿戴不同的防护用品,离开时按要求摘脱,并正确处理使用后物品。

(2)进入确诊或可疑传染病患者房间时,应戴帽子、医用防护口罩;进行可能产生喷溅的诊疗操作时,应戴护目镜或防护面罩,穿防护服,当接触患者及其血液、体液、分泌物、排泄物等物质时应戴手套。

(四)飞沫传播的隔离与预防

接触经飞沫传播的疾病,如开放性肺结核、麻疹、手足口病、百日咳、白喉、流行性感冒、病毒性腮腺炎、流行性脑脊髓膜炎、炭疽、肺鼠疫、猩红热、脊髓灰质炎等,在标准预防的基础上,还应采用飞沫传播的隔离预防。

1.患者的隔离

(1)患者应安置在单人隔离房间,当条件受限时同种病原体感染的患者可安置于一室,床间距应≥1.1 m。

(2)患者病情允许时,应戴外科口罩,并定期更换。应限制患者的活动范围。

(3)患者之间、患者与探视者之间相隔距离在1 m以上,探视者应戴外科口罩。

(4)加强通风,或进行空气消毒。

(5)应减少转运,无条件收治时应尽快转送至有条件收治呼吸道传染病的医疗机构进行收治,并注意转运过程中医护人员的防护。

2.医护人员的防护

(1)应严格按照区域流程,在不同的区域,穿戴不同的防护用品,离开时按要求摘脱,并正确处理使用后物品。

（2）与患者近距离（1 m 以内）接触，应戴帽子、医用防护口罩；进行可能产生喷溅的诊疗操作时，应戴护目镜或防护面罩，穿防护服；当接触患者及其血液、体液、分泌物、排泄物等物质时应戴手套。

（五）其他传播途径疾病的隔离与预防

应根据疾病的特性，采取相应的隔离与防护措施。

1.患者的隔离

（1）将患者安置于有效通风的隔离病房或隔离区域内，必要时置于负压病房隔离。

（2）严格限制探视者，如需探视，探视者应正确穿戴个人防护用品，并遵守手卫生规定。

（3）限制患者活动范围，离开隔离病房或隔离区域时，应戴外科口罩。

（4）应减少转运，当需要转运时，医护人员应注意防护。

2.医护人员防护

（1）医护人员应经过专门的培训，掌握正确的防护技术，方可进入隔离病区工作。

（2）应严格按防护规定着装。不同区域应穿不同服装，且服装颜色应有区别或有明显标识。

（3）隔离区工作的医护人员应每日监测体温两次，体温超过 37.5 ℃ 及时就诊。

（4）医护人员应严格执行区域划分的流程，按程序做好个人防护，方可进入病区，下班前应沐浴、更衣后，方可离开隔离区。

第三节　医院卫生学监测

一、环境卫生学监测时间

Ⅰ、Ⅱ类环境区域每月一次，Ⅲ类环境区域每季度一次，但Ⅲ类环境区域中的普通住院病区不做常规监测。当怀疑医院感染暴发与空气、物体表面、医护人员手、消毒剂等污染有关时，应对空气、物体表面、医护人员手、消毒剂等进行监测，并针对目标微生物进行检测。

手术部空气卫生学效果监测:每季度抽测≥25％;采用洁净技术净化手术部,不同净化级别手术间,每月抽测,每季度抽测总数≥25％;并保证每一手术间及洁净辅助用房每年至少监测一次。手术人员手卫生效果监测:每月抽测人数应不少于日平均手术量医护人员总数的1/10。

二、采样和监测原则

(1)采样后应尽快对样品进行相应指标的检测,送检时间不得超过4小时;若样品保存于0～4℃时,送检时间不得超过24小时。

(2)监测结果如不符合卫生学标准,应查找原因,重新消毒后采样复验,直到达到卫生学标准。

(3)若在疑似暴发流行时,则尽可能对未消毒处理的现场进行采样,并增加采样点。

三、环境卫生学监测方法

(一)空气微生物污染检查方法

1.采样时间

Ⅰ类环境在洁净系统自净后与从事医疗活动前采样;Ⅱ、Ⅲ、Ⅳ类环境在消毒或规定的通风换气后与从事医疗活动前采样。采样前关闭门窗,在无人走动的情况下,静止10分钟后进行采样。

2.检测方法

(1)Ⅰ类环境可选择平板暴露法和(或)空气采样器法。空气采样器法可选择六级撞击式空气采样器或其他经验证的空气采样器。检测时将采样器置于室内中央0.8～1.5 m高度,按采样器使用说明书操作,每次采样时间不应超过30分钟。房间>10 m²者,每增加10 m²增设一个采样点。

(2)Ⅱ、Ⅲ、Ⅳ类环境采用平板暴露法:室内面积≤30 m²,设内、中、外对角线3点,内、外点的布点位置应距墙壁1 m处;室内面积>30 m²,设4角及中央5点,4角的布点位置应距墙壁1 m处(图6-2,图6-3);将普通营养琼脂平皿放置各采样点,采样高度为距地面0.8～1.5 m;采样时将平皿盖打开,扣放于平皿旁,暴露规定时间(Ⅱ类环境暴露15分钟,Ⅲ、Ⅳ类环境暴露5分钟)后盖上平皿盖及时送检。

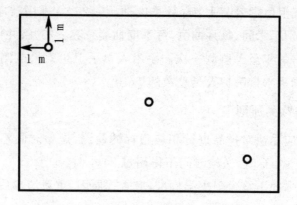

图 6-2　Ⅱ、Ⅲ、Ⅳ类环境面积≤30 m²:3 点

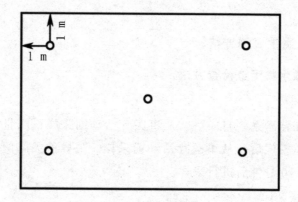

图 6-3　Ⅱ、Ⅲ、Ⅳ类环境面积＞30 m²:5 点

(3)用记号笔在平皿底部记录所在采样点的位置。

3.化验单填写要求

应注明采样时间、标本名称、地点、暴露时间。

(二)物体表面微生物污染检查方法

1.采样时间

潜在污染区、污染区消毒后采样。清洁区根据现场情况确定。

2.采样面积

被采表面＜100 cm²,取全部表面;被采表面≥100 cm²,取 100 cm²。

3.采样方法

用 5 cm×5 cm 灭菌规格板放在被检物体表面,用浸有无菌 0.03 mol/L 磷酸盐缓冲液或生理盐水采样液的棉拭子一支,在规格板内横竖往返各涂抹 5 次,并随之转动棉拭子,连续采样1～4个规格板面积,剪去手接触部分,将棉拭子投入装有 10 mL 采样液的试管中送检。门把手等小型物体则采用棉拭子直接涂抹物体采样。若采样物体表面有消毒剂残留时,采样液应含相应中和剂。

4.采样内容

应根据科室工作特点,重点监测与患者皮肤、黏膜密切接触易造成医院感染的医疗、护理用品,如治疗台、雾化器、氧气湿化瓶、呼吸机用具、治疗用水、体温计、新生儿保温箱、奶瓶、新生儿磅秤、眼科受水器、病床、床旁桌椅等,原则上是根据科室的特点选择监测对象。

5.化验单填写要求

应注明采样时间、地点、被采样物品的名称及采样面积(被采样品面积不足4个规格板,可采1～3个规格板,但应注明采样面积,以便于微生物室计算物体表面菌落数)。

(三)医护人员手卫生检查方法

1.采样时间

应在手卫生后,接触患者或从事医疗活动前采样。每月对手术部,每季度对产房、导管介入室、层流洁净病房、骨髓移植病房、器官移植病房、重症监护病房、新生儿室、母婴室、血液透析病房、烧伤病房、感染疾病科、口腔科等部门工作的医护人员手进行消毒效果的监测;当怀疑医院感染暴发与医护人员手卫生有关时,应及时进行监测,并进行相应致病性微生物的检测。

2.采样方法

被检者采用六步洗手法清洁双手后五指并拢,将浸有无菌 0.03 mol/L 磷酸盐缓冲液或生理盐水采样液的棉拭子一支在双手指曲面从指跟到指端来回涂擦各 2 次(一只手涂擦面积约30 cm^2),并随之转动采样棉拭子,剪去手接触部位,将棉拭子放入装有 10 mL 采样液的试管内送检。采样面积按平方厘米(cm^2)计算。若采样时手上有消毒剂残留,采样液应含相应中和剂。如使用棉拭子与试管一体的则应遵循无菌技术操作原则,避免污染,立即送检。

3.化验单填写

应注明采样时间、被检者姓名。

4.卫生学监测标准

洗手及手消毒后≤10 CFU/cm^2,外科手消毒后≤5 CFU/cm^2。

四、紫外线灯监测

(一)监测方法

1.紫外线辐射强度监测

新灯管功率为 30 W、40 W 时辐射强度必须≥90 μW/cm²,每年监测一次;辐射强度 80～89 μW/cm²,每半年监测一次;辐射强度 70～79 μW/cm²,每季度监测一次;当辐射强度<70 μW/cm²,应更换紫外线灯管。

2.紫外线灯时间监测

使用紫外线进行空气消毒时,如没有紫外线辐射强度监测设备,应登记每支紫外线灯的起始及累计使用时间,超过时限(累计 1 000 小时)应及时更换。

(二)注意事项

(1)紫外线灯管的购置应符合国家规范要求。

(2)应保持紫外线灯管表面的清洁,每周及监测前用 75% 乙醇擦拭灯管。

(3)紫外线辐射强度监测应由专人进行。紫外线辐照计应在计量部门检定的有效期内使用;紫外线监测指示卡应取得国家卫生行政部门的许可批件,并在产品有效期内使用。

(4)每次监测后记录监测时间及强度。

(5)更换紫外线灯管应记录更换时间。

第四节　医院环境管理

医院环境卫生管理是医院管理的重要部分,其作用是减少或控制污染源的扩散,保障医院患者、工作人员、社会人群免受有害因素的侵袭和影响,保证医院安全。

一、医院环境感染危险度分类及管理

医院内部环境感染危险度分区,应依据是否有患者存在以及是否存在潜在的被患者血液、体液、分泌物、排泄物等污染的可能而进行划分,并针对不同环境感染危险度采取相应的环境清洁卫生等级管理。一般按风险等级划分为低度风险区域、中度风险区域和高度风险区域。不同风险区域相应等级的环境清洁与消毒管理具体要求如下。

（一）低度风险区域

1.环境清洁等级分类

清洁级。

2.定义及范围

基本没有患者或患者只作短暂停留的区域。患者血液、排泄物、分泌物等体液对环境或物表的污染主要以点污染为主。如行政管理部门、图书馆、会议室、病案室等。

3.方式

湿式卫生。

4.频率

1～2次/天。

5.标准

要求达到区域内环境干净、干燥、无尘、无污垢、无碎屑、无异味等。

（二）中度风险区域

1.环境清洁等级分类

卫生级。

2.定义及范围

有普通患者居住，患者体液、血液、分泌物、排泄物对环境表面存在潜在污染可能性的区域。如普通住院患者、门诊科室、功能检查室等。

3.方式

湿式卫生，可采用清洁剂辅助清洁。

4.频率

2次/天。

5.标准

要求达到区域内环境表面菌落总数≤10 CFU/cm²，或自然菌减少一个对数值以上。

（三）高度风险区域

1.环境清洁等级分类

消毒级。

2.定义及范围

有感染或定植患者居住的区域以及高度易感患者采取保护性隔离措施的区

域,如感染性疾病病房、手术室、产房、重症监护病房、器官移植病房、烧伤科病房、新生儿病房、导管室、腔镜室、血液透析室及普通病房的隔离病房等。

3.方式

湿式卫生,可采用清洁剂辅助清洁;高频接触的环境表面,实施中、低水平消毒。

4.频率

≥2 次/天。

5.标准

要求达到区域内环境表面菌落总数Ⅰ、Ⅱ类环境≤5 CFU/cm²,Ⅲ、Ⅳ、类环境≤10 CFU/cm²。

二、医院治疗环境类别及管理

医院治疗环境分为 4 个类别,对不同类别的治疗环境应制订相应的管理方法及卫生学标准,以达到医院感染控制管理的要求。

(一)Ⅰ类环境管理要求

1.Ⅰ类环境所属场所

采用空气洁净技术的诊疗场所,分洁净手术部和其他洁净场所。

2.Ⅰ类环境卫生标准

空气平均菌落数空气采样器法检测≤150 CFU/m³,平板暴露法检测≤4 CFU/(皿·30 分钟),物体表面平均菌落数≤5 CFU/cm²。

3.Ⅰ类环境的空气消毒方法

采用空气净化技术,把手术环境空气中的微生物粒子及微粒总量降到允许水平,达到Ⅳ级及以上洁净度要求。

(二)Ⅱ类环境管理要求

1.Ⅱ类环境所属场所

包括非洁净手术室,产房,导管室,血液病病区、烧伤病区等保护性隔离病区,重症监护病区,新生儿室等。

2.Ⅱ类环境卫生标准

要求空气平均菌落数≤4 CFU/(皿·15 分钟),物体表面平均菌落数≤5 CFU/cm²。

3.Ⅱ类环境的空气消毒方法

室内应定时清洁、通风换气,必要时可采用下述空气消毒方法。

(1)循环风紫外线空气消毒器:适用于有人状态下室内空气的消毒。这种消毒器由高强度紫外线灯和过滤系统组成,可有效地杀灭进入消毒器空气中的微生物,并有效地滤除空气中的尘埃粒子。使用方法应遵循产品的使用说明,在规定的空间内正确安装使用。消毒时应关闭门窗,进风口、出风口不应有物品覆盖或遮挡。

(2)静电吸附式空气消毒器:适用于有人状态下室内空气的净化。这类消毒器采用静电吸附和过滤材料,消除空气中的尘埃和微生物。使用方法应遵循产品的使用说明,在规定的空间内正确安装使用。消毒时应关闭门窗,进风口、出风口不应有物品覆盖或遮挡,消毒器的循环风量(m^3/h)要大于房间体积的8倍以上。

(3)紫外线空气消毒:适用于无人状态下的室内空气消毒。紫外线灯采用悬吊式或移动式直接照射。安装时紫外线灯(30 W 紫外线灯,在 1 m 处的强调应 $>70\ \mu W/cm^2$)应$\geqslant1.5\ W/m^3$,照射时间$\geqslant30$ 分钟,室内温度$<20\ ℃$或$>40\ ℃$时,或相对湿度$>60\%$时,应适当延长照射时间。应保持紫外线灯表面清洁,每周用75%(休积比)的乙醇纱布擦拭一次,发现灯管表面有灰尘、油污应及时清除。

(4)化学消毒方法。

超低容量喷雾法:适用于无人状态下的室内空气消毒。将消毒液雾化成 $20\ \mu m$ 以下的微小粒子,在空气中均匀喷雾,使之与空气中微生物颗粒充分接触,以杀灭空气中微生物。采用3%过氧化氢、5 000 mg/L 过氧乙酸、500 mg/L 二氧化氯等消毒液,按照 $20\sim30\ mL/m^3$ 的用量加入电动超低容量喷雾器中,接通电源,即可进行喷雾消毒。消毒前关好门窗,喷雾时按先上后下、先左后右、由里向外,先表面后空间,循序渐进的顺序依次均匀喷雾。作用时间:过氧化氢、二氧化氯为 $30\sim60$ 分钟,过氧乙酸为 60 分钟。消毒完毕,打开门窗彻底通风。喷雾时消毒人员应做好个人防护,佩戴防护手套、口罩,必要时戴防毒面具,穿防护服。喷雾前应将室内易腐蚀的仪器设备,如监护仪、显示器等物品盖好。

熏蒸法:适用于无人状态下的室内空气消毒。利用化学消毒剂具有的挥发性,在一定空间内通过加热或其他方法使其挥发达到空气消毒。采用$0.5\%\sim1\%$(5 000$\sim$10 000 mg/L)过氧乙酸水溶液($1\ g/m^3$)或二氧化氯($10\sim20\ mg/m^3$)加热蒸发或加激活剂;或采用臭氧($20\ mg/m^3$)熏蒸消毒。消毒剂用量、消毒时间、操作方法和注意事项等应遵循产品的使用说明。消毒前应关闭门窗,消毒完毕,打开门窗彻底通风。消毒时房间内温度和湿度应适宜,盛放消毒液的容器应耐腐蚀,大小适宜。

(三)Ⅲ类环境管理要求

1.Ⅲ类环境所属场所

包括母婴同室,消毒供应中心的检查包装灭菌区和无菌物品存放区,血液透析中心(室),其他普通住院病区等。

2.Ⅲ类环境卫生标准

要求空气平均菌落数≤4 CFU/(Ⅲ·5分钟),物体表面平均菌落数≤10 CFU/cm²。

3.Ⅲ类环境的空气消毒方法

室内应定时清洁、通风换气,必要时可采用上述空气消毒方法。

(四)Ⅳ类环境管理要求

1.Ⅳ类环境所属场所

包括普通门(急)诊及其检查、治疗室,感染性疾病科门诊和病区。感染性疾病科的设置要相对独立,内部结构做到布局合理,分区清楚,便于患者就诊,并符合医院感染预防与控制要求。二级综合医院感染性疾病科门诊应设置独立的挂号收费室、呼吸道(发热)和肠道疾病患者的各自候诊区和诊室、治疗室、隔离观察室、检验室、放射检查室、药房(或药柜)、专用卫生间;三级综合医院感染性疾病科门诊还应设置处置室和抢救室等。感染性疾病科门诊应配备必要的医疗、防护设备和设施。设有感染性疾病病房的,其建筑规范、医疗设备和设施应符合国家有关规定。

2.Ⅳ类环境卫生标准

要求空气平均菌落数≤4 CFU/(Ⅲ·5分钟),物体表面平均菌落数≤10 CFU/cm²。

3.Ⅳ类环境的空气消毒方法

加强环境的卫生清洁和通风换气,必要时可采用上述空气消毒方法。呼吸道传染病患者所处场所宜采用负压隔离病房。条件受限制的医院可采用通风包括自然通风和机械通风,宜采用机械排风。或选用安装空气净化消毒装置的集中空调通风系统。

三、医院环境感染与控制管理要求

医院环境、物体表面污染已成为各种病原体储存的空间。人们可以通过诊疗、生活接触等方式成为感染的传播来源,因此,医院环境、物体表面的清洁与消毒应作为医院感染预防与控制的重要环节。地面和物体表面应保持清洁,当遇到明显污染时,应及时进行消毒处理,所用消毒剂应符合国家相关要求。

(一)地面的清洁与消毒

地面无明显污染时,采用湿式清洁。当地面受到患者血液、体液等明显污染时,先用吸湿材料祛除可见的污染物,再清洁和消毒。

(二)物体表面的清洁与消毒

室内用品如桌、椅、床旁桌等的表面无明显污染时,采用湿式清洁。当地面受到明显污染时,先用吸湿材料祛除可见的污染物,然后再清洁和消毒。

(1)环境物体表面根据手的接触频率分为手低频率接触表面和手高频率接触表面。对于高频率接触的物体表面如门把手、床拦、床旁桌椅、遥控器、设备开关、调节按钮和卫生间的环境表面等,应更加频繁地进行清洁与消毒。对高频接触、易污染、难清洁与消毒的表面,可采取屏障保护措施,如使用塑料薄膜、铝箔等覆盖物,并实行一用一更换。邻近患者诊疗区域手高频接触的物体表面,建议采用目测法、化学法(荧光标记法、荧光粉剂法、ATP法)、微生物法等清洁质量监测方法,确保环境控制持续有效。

(2)实施环境表面清洁单元化,指在终末及日常清洁时,以邻近患者区域内所有高频接触的环境物体表面作为独立区域进行清洁,要求湿式打扫避免扬尘,擦拭物体表面的布巾不同患者之间和洁污区域之间应更换,擦拭地面的地巾不同病房及区域之间应更换。用后集中清洗、消毒、干燥保存。清洁剂/消毒剂应按单元使用,现用现配,使用后立即更换。对于接触隔离的患者,宜每一位患者为清洁单元,若接触隔离预防的患者处于同一病区,视该病区为清洁单元。

推荐使用一次性消毒湿巾,避免交叉传播。一次性使用消毒湿巾用后按医疗废物处置。

(3)清洁病房或诊疗区域时,应有序进行,由上而下,由里到外,由轻度污染到重度污染;有多名患者共同居住的病房。应遵循清洁单元化操作。

(4)环境物体表面如有少量血液、体液、分泌物、排泄物等感染性物质小范围污染时,应立即进行清洁和消毒处理,避免污染物因干燥而凝固在物体表面而形成生物膜。如污染量较大时,应使用吸湿材料进行清理后,再行清洁与消毒,以此减少清洁过程被感染的危险,使用后按医疗废物处置。

(5)医疗设备表面清洁与消毒:是指各种医疗仪器、设备,如血液净化机、X线机、仪器车和牙科治疗椅等的手柄、监护仪、呼吸机、麻醉机、血压计袖带、听诊器等物体表面,这些仪器通常直接或间接地与健康完整的皮肤相接触,因此属于低度危险性物品,使用后立即清洁或低水平消毒。接触隔离患者的低度危险设备宜专人专用。

(6)使用中的新生儿床和保温箱内表面,日常清洁应以清水为主,不应使用任何消毒剂。若需进行终末消毒后应用清水彻底冲净,干燥备用。

(7)患者出院、转出、死亡后,应对环境、物体表面实施终末清洁与消毒,彻底清除传染性病原体,如多重耐药菌。

(8)不要使用高水平消毒剂或灭菌剂对环境进行消毒,不得在患者诊疗区域采用消毒剂进行环境喷雾消毒。

(三)感染高风险的部门其地面和物体表面的清洁与消毒

感染高风险的部门如手术部、产房、导管室、洁净病房、骨髓移植病房、器官移植病房、重症监护病房、新生儿室、血液透析病房、烧伤病房、感染疾病科、口腔科、检验科等病房与部门的地面与物体表面,应保持清洁、干燥,每天进行消毒,遇明显污染时去污、清洁与消毒。地面消毒采用含有效氯 500 mg/L 的消毒液擦拭,作用 30 分钟。物体表面消毒方法同地面或采用 1 000～2 000 mg/L 季铵盐消毒液擦拭。

避免在重点区域如烧伤病房、手术部、重症监护室和实验室等使用地垫,以防发生血液、体液等污染,不宜清洁与消毒。

(四)清洁工具的消毒

应分区使用,实行颜色标记。擦拭布巾用后清洗干净,在含有效氯250 mg/L的消毒液(或其他有效消毒液)中浸泡 30 分钟,冲净消毒液,干燥备用。地巾用后清洗干净,在含有效氯500 mg/L的消毒液中浸泡 30 分钟,冲净消毒液,干燥备用。或采用自动清洗与消毒,将使用后的布巾、地巾等物品放入清洗机内,按照清洗器产品的使用说明进行清洗与消毒,一般程序包括水洗、洗涤剂洗、清洗、消毒、烘干,取出备用。

第五节　医疗用品管理

一、概念

(1)清洁:祛除物体表面的有机物、无机物和可见污染物的过程。

（2）清洗：祛除诊疗器械、器具和物品上污物的全过程，流程包括冲洗、洗涤、漂洗和终末漂洗。

（3）消毒：清除或杀灭传播媒介上病原微生物，使其达到无害化的处理。

（4）灭菌：杀灭或清除医疗器械、器具和物品上一切微生物的处理。

二、消毒灭菌作用水平及方法

根据消毒因子的适当剂量（浓度）或强度和作用时间对微生物的杀灭能力，可将其分为 4 个作用水平的消毒方法。

（一）灭菌法

可杀灭一切微生物（包括细菌芽胞）达到灭菌保证水平的方法。耐高温、耐湿的物品和器材首选高压蒸汽灭菌法或干热灭菌。怕热、忌湿物品和器材，应选择低温灭菌法消毒灭菌。

（二）高水平消毒

杀灭一切细菌繁殖体包括分枝杆菌、病毒、真菌及其孢子和绝大多数细菌芽胞，达到高水平消毒的方法。

物理方法：热力、电离辐射、微波、紫外线等。

化学方法：含氯消毒剂、戊二醛、过氧乙酸、臭氧、过氧化氢等。

（三）中水平消毒

杀灭除细菌芽胞以外的各种病原微生物，包括分枝杆菌，达到消毒要求的方法。

物理方法：超声波。

化学方法：碘类、醇类、酚类。

（四）低水平消毒

能杀灭细菌繁殖体（分枝杆菌除外）和亲脂病毒，达到消毒要求的方法。

物理方法：通风换气、冲洗。

化学方法：单链季铵盐类（苯扎溴铵等）、双胍类、中草药消毒剂及金属离子消毒剂等。

三、医疗用品危险度分类及管理

根据物品污染后导致感染的风险高低及在患者使用之前的消毒和灭菌要求而进行医疗物品危险度分类。

（一）高度危险性物品

进入人体无菌组织、器官、脉管系统，或有无菌体液从中流过的物品或接触破损皮肤、破损黏膜的物品。如手术器材、穿刺针、腹腔镜、心脏导管、植入物、活检钳、输液（血）器材、注射药物和液体、透析器、血制品、导尿管、膀胱镜等采用灭菌方法，达到灭菌水平。

（二）中度危险性物品

与完整黏膜相接触，而不进入人体无菌组织、器官和血流，也不接触破损皮肤、破损黏膜的物品。如呼吸机管道、胃肠道内镜、麻醉机管道、肛门直肠压力测量导管等。可选用中水平消毒法。但消毒要求并不相同，如气管镜、喉镜、口表、肛表、压舌板等必须达到高水平消毒。

（三）低度危险性物品

与完整皮肤接触而不与黏膜接触的器材。如毛巾、脸盆、便器、痰盂（杯）、地面；餐具、茶具；墙面、床旁桌、病床及围栏、床面、被褥；听诊器、血压计袖带等。可用低水平消毒法或只作一般清洁处理，仅在特殊情况下，才需做特殊的消毒要求。

四、无菌物品管理和使用要求

（一）无菌物品管理要求

（1）无菌物品存放间应保持环境清洁，有独立的储备空间，温度≤24 ℃，相对湿度≤70％。

（2）无菌物品应分类放置，固定位置，标识清楚。

（3）无菌物品存放柜应距地面高度≥20 cm，距离墙≥5 cm，距离天花板≥50 cm。

（4）接触无菌物品前应洗手或手消毒。

（5）无菌物品存放有效期：储存环境的室温低于 24 ℃，且湿度低于 70％时，使用纺织品包装的无菌物品有效期宜为 14 天，未达到此标准时，有效期宜为 7 天。医用一次性纸袋包装的无菌物品，有效期宜为 1 个月；使用一次性医用皱纹纸、一次性纸塑袋、医用无纺布、硬质容器包装的无菌物品，有效期宜为 6 个月。

（6）无菌物品应遵循先进先出的使用原则。

（二）无菌物品使用要求

（1）无菌物品按灭菌日期依次放入专柜，过期应重新进入标准清洗、消毒、灭菌程序。

（2）无菌物品必须一人一用一灭菌。

（3）无菌持物钳在干燥的无菌持物钳罐内保存，每 4 小时更换 1 次，或采用一次性单包装镊子备用；无菌干燥敷料罐、无菌治疗巾包、器械盒开启后应注明开启时间，并在 24 小时内更换，进行消毒灭菌。如内置消毒液的无菌敷料罐（乙醇棉球、碘伏棉球）应每周消毒 2 次。

（4）抽吸的药液（放置在无菌环境下）及配制好的静脉输注用无菌液体，超过两小时后不得使用。启封抽吸的各种溶媒超过 24 小时不得使用，宜采用小包装。

（5）一次性小包装的皮肤消毒剂应注明开启日期或失效日期，有效期 1 周，使用后立即加盖，保持密闭；重复使用的盛放消毒剂的容器，应每周清洁、消毒 1 次，并达到相应的消毒与灭菌水平。对于性能不稳定的消毒剂如含氯消毒剂，配制后使用时间不应超过 24 小时。

（6）无菌棉签宜使用小包装。打开小包装后注明开启时间，不得超过4 小时。

（7）任何种类的无菌物品及化学消毒剂均在有效期内使用。

（8）一次性物品必须一次性使用，不得复用。

五、重复使用后的诊疗器械、器具及物品处理管理要求

（1）病房使用后的器械、器具及物品不得在病区内清点。无明显污染的器械、器具及物品直接置于封闭的容器中，对沾染血液、脓液及污染严重的器械，使用者立即进行初步冲洗处理并密闭放置。不能及时回收者应采用多酶或保湿清洗液（按厂家说明书要求配制）喷洒在器械表面并放置密闭容器中，防止干燥，由消毒供应中心集中回收处理。

（2）被朊病毒、气性坏疽、破伤风及突发原因不明的传染病病原体污染的可重复使用的诊疗器械、器具和物品，应使用双层黄色医疗废物包装袋封闭包装并标明感染性疾病的名称，由消毒供应中心单独回收处理。原因不明的传染病病原体污染的手术器械、器具与物品其消毒的原则为：在传播途径不明时，应按照多种传播途径，确定消毒的范围和物品；按病原体所属类别中抵抗力最强的微生物，确定消毒的剂量（可按杀灭芽胞的剂量或浓度确定，如含有效氯 2 000～5 000 mg/L的消毒液浸泡 30 分钟可杀灭细菌芽胞）；医护人员做好职业防护。

（3）氧气吸入装置及湿化瓶处置：①湿化液应采用新制备的冷开水/新制备

的蒸馏水,24小时更换1次,储存容器每周消毒1次。②采用鼻导管持续吸氧患者应每日更换鼻导管1次,鼻塞导管吸氧患者每3天更换1次。③非一次性湿化瓶清洗干净后,首选湿热消毒或采用含有效氯500 mg/L的消毒液浸泡30分钟,用新制备的白开水或无菌水冲净晾干备用,每周消毒2次。如停止吸氧时应及时消毒,干燥保存。一次性湿化瓶每3天更换1次并注明更换时间。④连续使用面罩吸氧,吸氧面罩每日更换1次。

(4)超声雾化器具处置:面罩与螺纹管一人一用一消毒,用后清洗干净,首选湿热消毒,化学消毒可选用含有效氯500 mg/L的消毒液浸泡30分钟(感染患者应采用含有效氯1 000 mg/L的消毒液),清水洗净晾干,清洁保存备用;或使用75%乙醇作用5分钟,晾干清洁保存备用。氧气雾化器药杯专人专用,用后清洗干净,干燥保存。

(5)简易呼吸器用后处理:简易呼吸器使用后可放至盒内,送消毒供应中心处理。无条件者可在病房处置室处理,其方法如下:操作者戴一次性手套在流动水下冲净分泌物,松解各部件,并充分浸泡于含有效氯500~1 000 mg/L的消毒液中30分钟,取出后在流动水下反复冲洗;储氧袋采用含有效氯500~1 000 mg/L的消毒液擦拭消毒,然后在流动水下冲净,各部件均干燥后保存于清洁盒内。

(6)吸引器瓶用后处理:用后冲洗干净,浸泡于含有效氯500~1 000 mg/L的消毒液中30分钟,取出后在流动水下反复冲洗,干燥备用。

(7)体温计消毒及检查方法:体温计应一人一用,用后消毒。凡接触黏膜的口表、肛表应采用高水平消毒,用后浸泡于含有效氯1 000~1 500 mg/L的消毒液中30分钟,取出后在流动水下反复冲洗,干燥备用;腋下使用的体温计只接触皮肤可采用中水平消毒,用后完全浸泡于75%乙醇中30分钟,取出后干燥备用。乙醇应每周更换1次,容器每周清洁、消毒1次。

在使用新的体温计前及每周消毒体温计后,应校对其准确性,其方法为:将全部体温计甩至35 ℃以下,于同一时间放入已测好的35~40 ℃以下的水中,3分钟后取出检视,凡误差在0.2 ℃以上或玻璃管有裂痕者,不能再使用;合格的体温计干燥后放入容器内备用。体温计数量较多时应分批次检查,保证检查的准确性。

(8)止血带应保持洁净,每日用后集中清洁处置,干燥保存。隔离患者必须专用,每次用后采用含有效氯1 000 mg/L的消毒液浸泡30分钟后用清水冲净晾干,干燥保存。

(9)接触完整皮肤的医疗器械、器具及物品,如听诊器、监护仪导联、血压计袖带等,应保持清洁,被污染时应及时清洁与消毒。隔离患者必须专用,出院或转科后采用含有效氯1 000 mg/L的消毒液浸泡30分钟,清水洗后晾干。

(10)治疗车上物品应摆放有序,上层放置清洁与无菌物品,下层放置使用后物品;治疗车应配备速干手消毒剂,每天进行清洁与消毒,遇污染随时进行清洁与消毒。

(11)床单位的消毒要求:①患者住院期间地面及床单位的床体、床旁桌、床旁椅(凳)等表面无明显污染时,每日采用湿式清洁;当受到血液、体液等明显污染时,先用吸湿材料祛除可见污染物,再清洁和消毒。出院时进行终末消毒,消毒方法采用含有效氯500 mg/L的消毒液或季铵盐类物体表面消毒剂擦拭,并用床单位消毒器进行消毒。感染高风险的部门,如重症监护病房、新生儿室、血液净化病房、产房、手术部等,地面与物体表面应保持清洁、干燥,每天进行消毒,遇明显污染物时随时去污、清洁与消毒。地面采用含有效氯500 mg/L的消毒液擦拭,作用30分钟。物体表面消毒方法和地面或采用1 000~2 000 mg/L季铵盐类消毒液擦拭。使用清洁或消毒布巾擦拭时,不同患者床单位的物品之间应更换布巾。各种擦拭布巾应分区域使用,用后统一清洗消毒,干燥备用。②患者的床上用品如床单、被套、枕套等,应一人一更换;住院时间超过1周时应每周更换;遇污染时及时更换。更换后的用品应及时清洗与消毒。③床单位使用的被芯、枕芯、床垫、床褥等每年定期清洗与消毒;遇污染及时更换,清洗与消毒。④病床隔帘根据使用频率每3~6个月清洗消毒一次,遇污染及时清洗消毒。

(12)患者生活卫生用品清洁与消毒:生活卫生用品如毛巾、面盆、痰盂(杯)、便器、餐饮具等,应保持清洁,个人专用,定期消毒;患者出院、转院或死亡后应对其使用过的生活卫生用品进行终末消毒。有条件的病区污染间可配置便器清洗消毒器。

参 考 文 献

[1] 李连成,莫大鹏,付应明.现代医院管理制度全集[M].北京:中国言实出版社,2020.

[2] 杨思进.基层医院感染管理实用手册[M].成都:四川科学技术出版社,2018.

[3] 蒋飞.现代医院管理精要[M].北京:科学技术文献出版社,2019.

[4] 糜琛蓉,倪语星,朱仁义.医院感染防控与管理实训[M].北京:科学出版社,2020.

[5] 郭启勇.现代医院管理新论[M].北京:人民卫生出版社,2018.

[6] 刘乃丰.医院信息中心建设管理手册[M].南京:东南大学出版社,2020.

[7] 田绪荣.现代医院管理[M].北京:科学技术文献出版社,2018.

[8] 王霜.现代医院管理制度研究[M].秦皇岛:燕山大学出版社,2019.

[9] 赵海专,杨有业,金华,等.现代实用医院管理[M].北京:科学技术文献出版社,2018.

[10] 臧培毅.现代医院管理理论与实践[M].长春:吉林科学技术出版社,2018.

[11] 庄建民.医院管理新思维[M].北京:人民卫生出版社,2020.

[12] 王成增,张建功.现代医院管理理论与实务[M].北京:科学出版社,2018.

[13] 邹妮,孙喆.医院感染管理[M].上海:上海世界图书出版公司,2019.

[14] 郑艳华.现代医院管理[M].北京:科学技术文献出版社,2020.

[15] 吴兆玉,陈绍成.实用医院医疗管理规范[M].成都:四川科学技术出版社,2019.

[16] 郭蔚蔚.实用医院经济与管理[M].天津:天津科学技术出版社,2018.

[17] 李亚军.现代医院管理制度[M].西安:世界图书出版西安有限公司,2020.

[18] 孙良仁.现代医院管理实践[M].北京:科学技术文献出版社,2019.

[19] 吕峰,杨宏,高云英.医院信息管理理论研究[M].成都:电子科技大学出版社,2018.

[20] 陈立华.现代医院财务管理研究[M].北京:现代出版社,2018.

[21] 沈红玲.现代医院管理理论与实践[M].北京:科学技术文献出版社,2020.

[22] 马静.实用医院管理[M].汕头:汕头大学出版社,2019.

[23] 牟锋.现代医院档案建设与管理[M].北京:科学技术文献出版社,2018.

[24] 莫言娟.现代医院管理与医院经济运行[M].天津:天津科学技术出版社,2020.

[25] 胡光云.新编医院管理实务[M].昆明:云南科技出版社,2019.

[26] 王晓锋.现代医院管理模式与实用操作[M].北京:科学技术文献出版社,2020.

[27] 李爱军.医院医疗设备管理与维护[M].长春:吉林大学出版社,2018.

[28] 兰芳.现代医院财务管理研究[M].延吉:延边大学出版社,2020.

[29] 岳芙蓉.现代医院统计管理与病案管理[M].长春:吉林科学技术出版社,2018.

[30] 陈英博.现代医院财务管理探索[M].北京:现代出版社,2020.

[31] 张再英.探讨精细化管理在病案室病案管理中的应用[J].临床医药文献电子杂志,2020,7(53):180-186.

[32] 梁莘.规范住院病案首页信息管理与质量控制对DRGs分组的作用[J].心电图杂志,2020,9(1):139-140.

[33] 李长军.医院管理系统中计算机技术的有效运用[J].电子世界,2020(21):159-160.

[34] 相悦丽,朱旭东,尹永奎,等.规范电子病历管理防范医疗纠纷的研究[J].中国卫生事业管理,2019,36(11):842-866.

[35] 刘俊生.加强与完善医院财务管理的途径[J].商业文化,2020(34):52-53.

[36] 彭洁荣.精细化管理在医院科研管理中的应用[J].中国卫生产业,2020,17(17):58-62.